（英）诺娜·弗兰格林　著　　杨琳　译

五行针灸

的治疗模式

中国中医药出版社

·北 京·

内容简介

　　《五行针灸的治疗模式》一书是诺娜·弗兰格林老师对自己三十多年五行针灸师生涯里所感所悟的集中表达。

　　对于有志于成为专业五行针灸师的人来说，本书对五行针灸的重点和难点——如何诊断主导一行，进而如何与患者相处及为患者治疗，做了深入的讲解和分析，是五行针灸师不断进阶的必读书之一。若《五行针灸指南》更着重于"术"，本书则完全着眼于"心"。所谓"心"，在东方亦被称为"神"，在西方亦被称为"灵魂"，都是身心医学的重要组成部分。

　　而对于五行针灸爱好者，甚至对五行针灸不甚了了的大众来说，本书从一个五行针灸师的角度，对人与自然、人与世界、人与人的关系进行了严肃的思考和探索。其思考和探索源于为了更好地帮助患者克服身心疾病，而这种思考和探索又使其本人对生命有了更深的了解和更大的敬畏，进而自身得到了升华。遵循同样的脉络，在阅读本书的过程中，每个人都可以对自己、对他人、对世界用更高更宽的眼界去认识，从而自我疗愈、自我提升。

　　本书每章标题之下都附一个穴位，是因此穴名称的含义与本章内容十分相应，虽在治疗上并非严格对应，在深层次定有特别关联，请读者自行参悟吧！

诺娜序

非常高兴地看到《五行针灸的治疗模式》的中文版就要面世了，这是我在中国出版的第三本书。我将自己多年五行针灸师生涯里的一些经验和领悟写进了这本书里，许多希望能够对五行针灸有更深入了解的针灸师和爱好者也许会有兴趣阅读本书。

在此，特别感谢将五行针灸接引回中国的刘力红教授为五行针灸在其故土的传承发展所做出的种种努力；感谢以一封长信将五行针灸介绍给刘力红老师的龙梅，感谢她多年来不辞辛苦地陪伴、协助我到中国传授五行针灸。也特别感谢杨琳将本书译成了中文。

前言

　　写这本书的目的是想把我这几十年作为五行针灸师
的一些领悟写出来供大家参考。每一位有足够经验的五
行针灸师都会逐渐形成自己的工作方式，这种积累的经
验很难直接传授，但我们总是可以从前人的经验中吸取
一些东西。最终，每一个人都会在继承的基础上再加入
个人的特点，形成自己独特的治疗风格，因为每个针灸师
都是活生生的人，而不是机器。如果每个五行针灸师都
能在其中加上一点自己独有的感悟，无论多么小的感悟，
都会有益于五行针灸的发展，使其更丰富，更有生命力。

　　那么，我到底想把自己积累的哪些经验尽可能地传
给那些想要学习的人呢？我认为最核心的就是人们的觉
察模式，觉察人面对压力时是如何反应的。最初我把针
灸看成是一个纯粹的医学学科，和其他医学体系没什么
不同。我以为我要学习的就是如何使用一根银针来治疗
身体的疾病。回头再看，我想那时的我把五行针灸师等
同于医生了，以为其中唯一的区别就是所使用的工具和
理论基础不同。现在想来这是一个多么狭隘的看法。我
后来才慢慢知道，病人来找我治疗的头痛直接关联到其

作为一个人的最深层面。我慢慢知道了，不能仅仅满足于找到治疗头痛的穴位，而是要通过寻找这些穴位进入到导致问题的深层原因。最初这一切都让我感到惊奇，我被迫去思索一些人类永恒的问题——我们是谁？我们为什么会在这个世界？我们来到这个世界要做什么？并且思考这些问题是否真的有答案。

但我并不认为试图从针灸的角度来解读如此深沉而且被普遍认为不可能有确定回答的问题是一件多么令人畏惧的事。我深信我作为五行针灸师行医这么多年观察到的模式是确实存在的，而且从心底感觉这是我的责任——我应该从针灸的角度将这种模式与人类健康的联系表达出来。具体来说，我的任务就是要把我天天应用的五行，以明了写实的文字，尽可能深入浅出地表达出来。"青青园中葵，朝露待日晞；阳春布德泽，万物生光辉；常恐秋节至，焜黄华叶衰；百川东到海，何时复西归。"这是浪漫如诗的自然世界，这本书的写实风格恐怕与浪漫有点距离，但五行就是在这样的世界里进行着无限的生生化化。

这些思考又让我想到，我之所学不仅可以被其他针灸师在治疗时用作参考，即使不是针灸师，也可以其来观察人类的身体和灵魂之间的关系。也许通过身心关系以及做事的方式可以解释生活中的一些谜团，如我们为什么会生病、怎样做可以恢复健康等。

我们生活在互联网时代，互联网使得即时获取知识成为现实。在过去节奏比较慢的年代，知识需要通过言传身教才能代代相传，因此需要首先认可前辈们经验的宝贵，承认前辈们比年轻人知道得多，而且前辈们随时准备以师徒相授的方式将其传下去。但是，这种世代相传的价值观已经被某些不太清晰的现代价值观取代了，前人的经验已经不如自我学习来得更重要，这也正是现代教育理论的基础精神之一。

从这个意义上来说，要想学习某种一代一代传承下来的专业，就存在这样一种可能性：有经验的前辈（我自认算是五行针灸的一个先行者吧）可能有时候不愿意表现出他们比年轻的后来者有更多的经验。其中的一个危险在于，传统的口传心授可能被所谓的自我意识所屏蔽，有经验的前辈会犹豫是否该向年轻一代传授他们的经验，因为有可能他们被警告过，这么做会影响年轻人的自信心。当前的教育理论鼓励学生要尽可能地独立学习（但实际上，在我有生之年就看到这些教育理论不知道变了多少次）。那些经验丰富的先行者则被劝告把他们的经验藏起来，否则可能会增加学生们的不安全感。许多前人的宝贵经验和知识因此不可避免地失传了。

我在本书，还有另外几本书里写进了自己想要传下去的一些想法，其内容不是一成不变的条文。别人不一定非得要接受我的想法不可，但我的这些经验可以为其他人的学习和治疗提供养料。如果因此而引起争论，我会很高兴，但我希望这种争论完全围绕着针灸展开，争论越频繁越好，越深层越好，因为真理越辩越明，质疑可以刺激新思想的产生。

作为针灸师，我们必须时时记得针灸的基础就是深刻的人生哲学，其直接相关的问题就是如何好好生活,而针灸仅仅是许许多多帮助人们好好生活的方式里的一种。它可以帮助人们在生活扭曲走样时及时纠正,并防止再度扭曲。我们常常会养成一种坏习惯,以为治疗疾病就是我们工作的全部,忘记应该进入到真正的生活里,考虑如何帮助人保持健康的生命状态才是我们的工作重点。这与我们生活在当下以西医为主导的社会有关,西医的重点就是针对性地治疗疾病,虽然不能说西医完全不关心如何保持健康,但这在西医体系里占非常次要的地位。针灸师们很容易被现代西医的这种思维方式所囿限,即使我们已经在尽力跳出这种思维模式。

我希望自己写下的这些东西,能让大家感受到中国古人的养生之道,能让生活在 21 世纪的我们理解"健康"和"健康生活"所具有的意义,而不是单纯地把针灸看成是治疗疾病的一种方法。而说到"健康",绝不仅仅只是指身体的健康,当然身体的健康是很重要的,但心灵的健康,无论是其广度还是深度,都更加难以维持。在我获得了五行针灸师的资质之后,就开始在夜校给一些非专业人士讲解五行针灸。让我惊讶的是，课堂讨论很快就变成了有关人生意义以及人与自然、人与世界以及人与人的深层关系的讨论，而不是针灸如何治疗鼻炎或头痛。我记得在上了十二次课之后，才有一个学生犹犹豫豫地提出来我可不可以给他们看一下五行针灸所用的最基本的工具——针灸针。我们的思考和讨论如此地专注于五行及其对个人行为的影响上，以致我们都忘记了针灸针。

但是，有一点要明确的是，我们首先要将每个人的努力、痛苦和欢乐放在他/她的生活背景里去考虑、判断，否则我们不会有信心去诊断病人、治疗疾病。这么说吧，当病人第一次来找我们，如果我们一开始就抱着"此人有病"而非"此人健康"的观点，而我们又不知道此人健康时应该是个什么状态，那么我们该如何帮助调整其能量运行呢？

最后，作为一个注重实用的人，我觉得应该把我所有的经验里最有用的东西写进这本书。因此，我给这本书的每一章都定了一个主题,每一章的题目都反映出我想要传达的内容。如果换了别人,肯定会选择一些完全不同的主题,但写书的一大好处就是你可以由着自己的性子,想写什么就写什么,所以我希望我的读者们能包容我的这点任性。

目录

五行针灸
的治疗模式

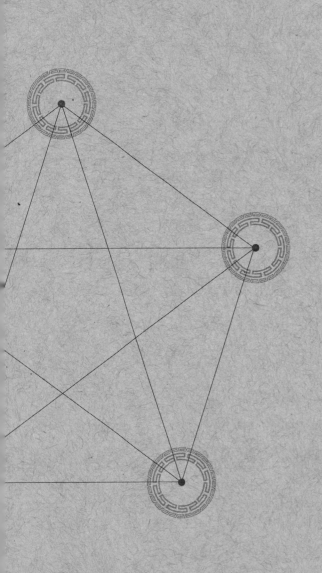

第一章

五行针灸师所面对的挑战

听宫

　　最近,我刚刚给一些从事其他类针灸的同行们做了一次五行针灸的入门讲座。特别有意思的是,我从中观察到那些不熟悉五行针灸的人在学习时所面临的一些挑战。这促使我反复琢磨、提炼自己在五行针灸师职业生涯中所感受到的要点,以帮助这些初入门者不要因头绪太多而不知所措。我发现做这件事不仅能帮助他人,于我自己也大有裨益,因为我必须一次又一次用全新的眼光去看待五行针灸的方方面面。

我相信每一位五行针灸师都可以把自己职业生涯中遇到的困难列一份长长的单子,其中一些一定是每个五行针灸师都会遇到的。也许这份通用清单的第一项就是:害怕不能正确地判断主导一行。作为针灸师,你必须针对病人进行治疗,也许不是在见到病人后立即就扎针,但似乎总有一种无形的力量,促使你尽快开始用针。

但是且慢,想一想心理治疗师在对病人做出诊断前,一般要用几个月,甚至几年的时间与病人进行沟通,而我们不过是花几个小时进行诊断而已。五行针灸师的工作并不亚于心理治疗师或心理咨询师,我们是努力用一根小小的银针去帮助那些被封闭在身体里的灵魂。时至今日,我仍然有一种奇怪的感觉——我们必须要在初见一个病人后那么短的时间里,完成这样一个需要深度探索的工作,做出判断。必须承认的是,要对一个病人的主导一行有足够深入的了解,无一例外总是需要足够的时间,以使他们的主导一行得以充分展现。我们必须要接受这一点,否则就会给自己施加压力,匆忙做出诊断,而很多情况下病人其实并没有这样要求我们。因此,我的清单的第一条就是:不要给自己压力而匆忙做出诊断。

下一条则是克服自满。与人打交道的工作都不容易,无论是在哪个层面,当然层面越深越困难。因此我们在面对那些不给我们太多麻烦的病人或是治疗进展顺利的病人时,就会采取一种轻松甚或是随意的态度,而这种态度很可能会使我们忽视一些本应引起注意并花时间解决的问题。我们可能会进入一种几乎是被动参与的状态,忽视一些不是一眼可见的东西。对于长期就诊的病人,每隔一段时间我们都应该自我检视,有意识地让自己进入到初见病人的状态,尝试用一种全新的眼光看这个病人。每次这么做以后,我都会惊讶地发现,我在自己脑子里建立起来的有关这个病人的图像是有些轻微变形的,真实的病人和我脑子里的病人其实并不完全吻合。换句话说,我做了一些假设,但却没有根据病人的实际情况去检测这些假设正确与否。

我意识到,这些假设下面隐藏着我个人的许多恐惧。我们都害怕看到本以为板上钉钉的诊断出现了可能是错误的迹象,又要面对新的未知,又要重新来过。让自己相信对这个病人的诊断是正确的,按自己熟悉的套路对病人进行治疗,而不必考虑重新选择治疗方向,这当然是更舒服的一个选择。改变治疗方向还意味着我们最初的诊断是错误的,这恰恰是对我们专业技能的一个挑战。所以总有一种诱惑,让我们对那些与我们最初的诊断不相吻合的细节紧紧地闭上眼睛。其实,所有的初诊判断都应该被画上一个大大的问号,直到病人和针灸师都能看到因正确的诊断和相应的治疗为病人带来的巨大变化,才能确诊。

　　紧接着的下一个问题就是：坚持。打个比方，我们这个专业是长跑，不是吃点阿司匹林就能马上把问题解决掉的。做得好的话，我们会和病人一起工作很长时间，而眼前这条无限延伸的路，一方面会让我们高兴，因为它说明我们至少做对了一些事，而另一方面，也会给我们压力。每次开始给一个新病人做治疗都是令人兴奋的，虽然我在上面也写到了其中的一些挑战，但接触一个新病人时我们似乎总是能调动自己所有的神经细胞，让自己保持在一个恰当兴奋的状态。最初的这个阶段过去后，又取得了一些初步的疗效，我们就会放慢脚步，稍稍放松下呼吸。也就是在这个时候，事情可能会起一些变化，治疗情况不再按我们计划的那样往前发展，需要我们更多地投入其中。因此，我们要学会控制节奏，不要在治疗初期投入太多，而在下一阶段就精疲力竭了，更何况随着治疗的继续，很可能情况不按我们期望得那样进展顺利呢！

　　再下一条是对我而言最难的问题之一，就是随着治疗的不断深入，病人在不断变化，如何调整我自己对于病人变化或病人希望自己变化的程度的期望。因为每一根扎入病人身体的针，都在驱使他们体内的能量朝着他们最初来寻求帮助时的不同方向运行。尽管这样的变化

是病人初来就诊时所希望的,但治疗导致的变化及随之
而来的始料未及的压力,可能并不那么容易接受或适应
面对。

事实上,要回归平衡,或者达到一个相对比较平衡的
状态,需要病人自己也付出很多的努力,而不仅仅是被动
地躺在那儿等着治疗来完成这项工作。治疗要取得成效,
不仅仅是通过扎针带来变化,还需要病人接受这些变化,
并用行动将这些变化引入到生活的方方面面,因此也就
需要病人对自己生活的各个方面进行改变。每个人的能
量都是一个整体,虽然每一针只是改变身体某一局部的
能量,但同时也有助于身体其他部分恢复平衡。因此病
人的整个身心都需要根据这种变化来进行调整,要学会
应对意外的变化,以及随变化而来的压力。

我们走路迈出的每一步,都会有这样一刻:一只脚已
经抬离地面,但还没有迈出并落在前方的地面上,此刻我
们全身的重量完全靠另一脚来支撑,因而很容易失去平
衡。对任何人来说,这都是富有挑战性的时刻,只是我们
中间的一些人会怀着迫不及待的心情来面对挑战,而另
一些人则心怀恐惧,正如一些人无法想象怎么会有人喜
欢攀爬那些无比险峻的山峰。但是,每一针在我们体内
产生的驱动力,就像是将我们推上了人生之山上的一块
又一块岩石。有些岩石比较平缓,而有些则比较陡峭,但

不论平缓或陡峭,我们都需要向上攀爬,而不能像在原野上那样惬意漫步。有时候我们五行针灸师需要做的就是向上推病人一把,帮助他们牢牢抓住岩石,迈出攀向平衡的第一步。

无论于病人还是于医生,这个过程都同样令人畏惧。一些针灸师会更乐意接受挑战,而另一些则可能喜欢陪着病人在原野上游荡得久一点。因此每个五行针灸师都需要搞明白自己应对这个挑战的途径,并且根据自己的能力制定对病人的治疗。如果更喜欢顺其自然,让病人在原野上漫游得久一些,那么对病人的期望就不要太高;如果觉得治疗就是为了帮助病人更加积极地去改变,也就是采取推病人一把、帮助病人攀爬岩石的途径,那么病人的变化就会快得多。我自己属于后者,但这其实是一条风险更大的路,因为其对病人要求更高,有时病人甚至会无法应对;对我自己的要求也很高,有时甚至会超出我的应对能力。所以我所面对的挑战就是如何控制进度;而采取另一途径的其他五行针灸师所面临的问题则是如何激励他们自己和病人勇敢地往前走。

大家都认为,通过观察一个人的行为表现来判断其主导一行是五行针灸的一个要点,但即便在这一点上,随着时间的推移和治疗经验的增加,五行针灸师的判断能力也会越来越强、越来越精细。比如我现在就能看到许多以前看不到的东西,因为看得多了,就会增加一些"是"的东西、剔除一些"不是"的东西。我对于"是"能够看得更清楚,是因为我揭开"不是"面纱的能力增强了,仿佛由于内在感知能力的增强,我可以更深地穿透人们为了在这个令人迷惑的世界上生存而带上的层层面具。

我想我们所有人需要学习的第一课就是,不要认为捕捉五行印记在我们身上的感觉信号是一件容易的事。要接受这一点,而且是欢喜地接受,因为这恰恰说明我们学习的是一个有深度的专业,它要求我们不断深入、努力探究。实际上我们更多地不是靠视觉、嗅觉或听觉来进行判断,而是靠对情感信号的解读来进行判断。我们认为自己知道什么是高兴,可以准确地判断出恐惧,所以在诊断中就会经常利用这些自以为熟悉的领域进行判断。但是,刚刚开始执业的五行针灸师一定要小心这里面的陷阱——熟悉某种情感并不意味着我们就能准确地用其进行判断。实际上,这种熟悉可能会使我们在对病人进行诊断时下意识地回避这种情感。比如,如果我们在儿时的成长环境里有太多的愤怒,那么当病人表现出愤怒的情感时,我们就可能下意识地回避而将其认作某种其他情感。

探求真实情感的下一步,就是要清楚地觉知每一种情感会在我们自己的内心触发些什么,尤其是那些我们经年以来建立起来的自我防御机制。在这个基础上，我们才可能更好地通过情感这一门进入。这于那些对情感信号不熟悉，因而必须首先内视自观、再去观察解释他人情感的人来说，尤其困难。

这就是五行针灸与各种心理疗法近似的地方了——每一个心理治疗师在对病人开始治疗以前，都必须首先理清自己的心理和情感。但是许多针灸师，尤其是受过其他类型针灸训练的针灸师，习惯于把病人的情感远远置于肉体之下，甚至对病人的情感漠不关心，其会发现对自我情感的探索是一个完全陌生的领域，甚至需要帮助才有胆量迈出这一步。

另一个需要学习的方面是，五行似乎总是很巧妙地将自己掩饰起来，但事实上它们一直在展示自己，就像是孔雀开屏。但是，对于缺少经验的眼睛，华丽的孔雀尾巴似乎总是收得紧紧地，不肯在你第一眼看到时就开屏。我们在看东西时其实经常像是透过一层深色的玻璃去看，我们却全然不觉，还觉得自己看得很清楚，就如同我们视力不佳时，把绚丽彩虹的七彩颜色，模模糊糊地看成了一种颜色——白色。其他感官也有同样的情况。我有时惊讶地发现，我的某一感官会突然出现某种超能力，对我以前完全没有感觉的某种味道或声音有了不同寻常的鉴别力。要使我们的感官达到这样的水平并不容易，需要长期有意识的训练。有些人可能会很幸运，他们天生某种感官就比较敏锐，再加上长期的运用，成为他们用以判断的主要感官。

这里不得不再次提到努力和勤奋，不断将自己带入情景去尝试解读各种各样的感情信号。所有人都希望某一刻，最好是完成培训后不久，挡在我们眼前使我们看不清的荫翳突然就消失了，所有五行的颜色、声音、气味和情感都清清楚楚地展现在我们眼前。到底我们所看到的与真实情况相差多远，这只有通过经年的实践才能慢慢看出来。我们眼前的翳是断断续续、一点一点地变薄直至消失，中间还时不时地会出现黑暗的日子，一些我们本以为看到的东西又逐渐消失隐退了。成长就是这样一点一滴地累积起来的，以年为单位——今天看不出来比昨天进步了多少，但一定看得出来比一年前进步了多少。

在和经验比较浅的五行针灸师一起治疗病人时，我经常会注意到这一点。当我指出这个病人对我要求太多，或者那个病人的颜色是黄的，同事脸上的表情会让我突然意识到他们还看不到我所看到的，换句话说，我已经跨过了认知感觉的一道门槛，而他们还在门槛外面。尽管对于自己的成长很开心，但看到同事脸上"我怎么完全一无所觉"的表情，我的心中又会升起担忧：前方还有什么未知的门槛在等着我呢!

当然,相较躺在过去的成绩上自鸣得意,前方的未知更令人激动和兴奋。但是,人如果总是怀疑自己的能力,就会逐渐丧失自信。所以,我们需要建立起一个属于自己的支持网络,以帮助我们排减负面思想、度过困难时期,坚持在自我成长的过程中一个台阶一个台阶地往上攀登。

我想象不出还有什么比以他人的情感为工作对象更耗能的事情,而这也是所谓整体医学应该包含的内容,因为"整体医学"这个词应该是涵盖人的整体的医学,其必须包括深层次的生命内涵,而"情感"其实只是一个苍白、不完整的表述。这也是我为什么不喜欢把"医学"这个词与针灸挂钩,因为这个词往往让人理解为我们的工作就只是与病人打交道。这种理解与事实相去十万八千里,如果这不是一个令人悲哀的事实的话,我都忍不住要发笑了。这样简单地把针灸和疾病联系在一起,实在有损针灸的光辉。最近我在把 Elisabeth Rochat de la Vallee(译者注:Elisabeth Rochat de la Vallee 是一位国际知名的研究中国传统经典与中医经典著作的学者与翻译家)写的有关《素问》的书从法文翻译成英文。这本古老的经典明确地指出:本质上,唯一值得我们专注对待的就是每一个整体的人。而治疗疾病,也就是现代西方医学所专注的对象，只不过是其中一部分，而且很可能还是最没意思的一部分，如何保持灵与肉的完整才是最最重要的。

　　从这个角度去看，任何对健康的某种不平衡进行的治疗都不只是一次独立的治疗，而是恢复整体健康的一部分，而且任何治疗都不应与整体的健康割裂开来。我就是这样看我的工作的。我们的工作并不是简单地抵挡来势汹汹的疾病，而是通过温柔的鼓励，帮助人逐渐回归到一个健康人应有的本真状态，按中国古人的话来说，就是回归"道"，这才是针灸的根本。不幸的是，尽管"道"意味着圆满、意味着涵纳一切，但我们在努力解决病人呈现出来的复杂问题时，"道"总是被抛到了九霄云外。但是，即使"道"可能从来都不是我们第一位就会想到的，我们仍然应该永不放弃地努力去追寻"道"！

第二章

失衡的印记

通里

　　随着对针灸理解的不断深入，我越来越发现，人体在应对内外压力时像是个气球，而不是像解剖学所说的人体是固定不变的。我看到人体的轮廓在不断改变，不仅随着呼吸一起一伏，还随着人体的其他功能时而膨胀、时而回缩。我们的身体会因悲哀而缩小，因喜悦或发怒而膨胀，能量的变化通过经络系统传导到我们的肉体和骨骼。身体出现任何不适的症状，我都会把它放在一个更大的背景里，将其看作是失衡能量在身体上打下的印记，并且尝试去寻找此失衡封堵了体内什么能量的流通，体现在哪里以及如何体现的，还有最重要的一点，就是为什么会失衡。

　　下面我想描述一下我从看到病人开始，到最后决定如何进行本次治疗的全过程。此时此刻我意识到，我的描述还是可能会对真实的过程有些轻微的扭曲，因为当我想到要举的这个病例时，第一个念头并不是如何治疗这个病人的花粉热。我集中精力探寻的是花粉热产生的背景，花粉热不过是表现出来的症状，希望随着治疗的进展，花粉热的症状会逐渐自行消失。就是说，我不会把花粉热看成是身体不适的根本原因，也不会针对花粉热进行治疗。我认为花粉热是另一个更深层原因导致的结果，是某种原因使维持我们的器官、身体各部位、情感以及思想正常运转的能量流动出现了失衡、扭曲，受到了打击。病人因花粉热痛苦不堪的鼻子、眼睛，是她的呼吸系统对春天阳气上升、大自然生机升发的一种反应。

　　我们需要不断提醒自己，常用的经络穴位图只是一个简化的二维平面图，竖线表示经，点表示穴位，但真正的人体是三维立体的。二维图更不可能表现出人的第四维度——内心的变化在身体的每个毛孔留下的印迹。因此，应该这样想象经络：其把所经之处的每个细胞联结起来，这些细胞的生命力同时被收纳其中，最终这些相互交织的经络构成了照片里栩栩如生的人。如果想象力更丰富的话,可以想象成是画家笔下的人而不是照片,因为画家是用自己的灵魂与被画者的灵魂对话,再用画笔将人表现出来。所以,如果针灸师认为给病人扎针只不过比裁缝给裙子缝个褶多那么一点点意思,那对我们这个本可创造奇迹的工作来说真是天大的灾难。应该把那小小的银针看成一把神奇的钥匙,能够打开通往深沉复杂的内心世界的那扇门,这一点我们要时刻铭记在心。

也不应该把身体简单地看成是由不同的部件组成的一个不变的实体,轮廓清晰,所有的活动都在这个肉体盒子里发生,只有在事故或动手术时身体的一部分才可能脱落或被改变(如骨折、脓肿、阑尾切除或做活体检查等)。我在我的另一本书《灵魂守护者》里提到过"身体的流动性"这个概念,谈到过身体闪着微光,不断变化外形,而且会对来自外部和内心的刺激做出反应,这种反应不仅表现在情感上,还表现在身体的形状上。人类作为一种存在,一直在不断地变化着,而"存在"也就意味着我们存在于当下,现代物理学和中国古代智慧都同样指出,除了"存在"这样一种状态,万事万物都在分分秒秒地变化着、转换着。

比如说,我的手指甲每分每秒都在生长,但这种生长于我却是不可见的,直到有一天我发现指甲又长得需要修剪了。同样的过程以不同的形式发生在我们身体内外的方方面面。皮肤的变化比指甲和头发的变化来得更隐秘，眼睛完全看不到一个个死去、脱落的皮肤细胞，而身体的每个器官和某些部位同样每时每刻都在发生着新老细胞的代谢。更深层的内心也同样是流动的，我们的感情会起伏，我们的行为会变化，上一分钟可能还很开心，下一分钟则变得悲哀，今天还十分积极活跃，而明天就可能消沉沮丧。这个不断变化的过程在我们体内分分秒秒地进行着，我们自己却不是太清楚，除非这个过程被打断了或被干扰了。当这种打断或干扰太过明显，其人已经无法忽略所带来的伤害，他们就会向我这样的人寻求帮助。

作为一个针灸师，我的工作就是不断评估其人当下的状态，是变化过程中的正常波动呢？还是情况有些失控，需要我用针进行干预了？换句话说，就是其人是否已经出现了病态。要确定这一点是非常困难的，不同的治疗方法，甚至不同的文化，对"正常"，也就是不需要干预的范围，有不同的定义；而"失常"则是指已经超出了正常的范围，根据传统或者其本人和治疗师双方的判断，认为通过某种形式的治疗进行干预会使其人受益。我们都认为判断正常和失常很容易，但事实远非如此；即便判断很容易，需要注意的一点是，所有的治疗师都会想办法去纠正失常,却往往忽视了探究导致失常的原因以防止复发,因为我们不知道这种失常会不会马上复发。这其实是最难的地方,正因为难,在只专注于治疗肉体的西医体系里没有预防复发的理论,只是在几个有限的方面给予了有关生活方式的一些建议,如戒烟、少喝酒、健康饮食、锻炼身体等。

西医的诊断和治疗中,缺失了从正常到失常、从健康到不健康的链条中寻找因果联系这一步,其根本原因在于缺失了足以支撑实践的哲学思想基础。西医能看到的因果联系要么不够有力度,要么不够有深度,不足以解释为什么这样的因会导致那样的果。要想找到真正的因果联系,必须有局部反映整体的思维方式,无论这个整体由于疾病或失衡变成了何种模样。西医体系缺乏的整体思维观,恰恰是中医同行所擅长的,因为对中国人来说,整体是最重要的,整体里的任何局部,无论是微观的还是宏观的,都反映了整体。所以,治疗局部也就意味着治疗整体。这与西医的分科治疗,如专门的肾病科、心脏病科或消化科等,有天壤之别。

以整体观来看医学,事情就简单多了。整体观的哲学基础就是把人放在宇宙中来看,人和宇宙是一个整体。中国古人的思维是,人在天地之间,上接天、下连地,三者之间存在着永不间断的联系。即便是在西方的思维体系里,其实也可以看到,头上的天给我们光、温暖和空气,脚下的地给我们食物、水和居所,因此可以说天地通过给予我们光、温暖、空气、食物、水和居所将能量传递给我们。精神层面的连接也许不那么显而易见,但在一些比较深的精神层面仍然可以感受到人与天地的连接,比如日落时的沉思、聆听音乐或观看画作时内心的感受,甚或仅仅想一想能生活在这个生机勃勃的地球上就会发自内心地感到欢喜。我们生命中巨大的精神需求,也同我们的物质需求一样,通过天地恩赐的某些天才的创作,如托尔斯泰、莫扎特、毕加索、罗丹、莎士比亚的作品,来滋养我们。

因此,这个整体的任何一个部分产生了不适,如头痛、心脏不舒服或是脖子僵硬,都是整体给我们的信号。大家都知道,如果一根手指感染了,为了消除感染,是整个身体而不仅仅只是那根手指的温度会升高。可以将其理解为整体正在帮助受伤的局部,无论身体或心灵的哪一部分出现了问题,其他部分都会马上做出反应。

正是这一原理指导着我每一阶段的诊断和治疗。当病人告诉我他/她哪个地方不舒服、什么地方有病了的时候,我总是努力去看这个人而不是这人的某个部位。做到这一点不容易,即便于我这样的针灸师也不容易,因为我们都是在只看局部、将局部与整体割离的西医文化里长大的,在长期对局部的关注中,我们已渐渐忘记了局部之下的那个整体。

记得有一次我给我的牙医讲怎么治好一个病人的牙龈脓肿的,令其惊讶不已。我诊断出这个病人的大肠经和胃经之间有阻滞,于是针了其鼻子两侧和眼下的穴位,出针后其牙龈立刻就消肿了,病人的原话是"就好像你把龙头给打开了"。他的牙龈就这样好了,不需要再接受任何治疗,而此前牙医的诊断是:把脓吸出来是唯一的办法。

我的牙医惊讶的是,我没有把牙龈脓肿仅仅看成是牙的问题。在我的诊断里,那个发炎的牙齿是身体的一部分,因此需要对身体整体进行诊断和治疗,而不仅仅是对出了问题的部位进行治疗或移除。因此,怎么看问题很重要。要把病人表现出来的疾病或不适放进他们的日常起居和情感生活里,看看是什么原因导致他们本应正常流动的能量受到了阻碍。我必须问自己:为什么此时此处出现了这个问题? 根据中国古人的世界观,任何导致整体能量流动出现问题的阻碍都不是偶然或随机发生的,而这也正是针灸的原理。一定有某种原因导致问题的发生,所以必须将原因找到并根除。而能做到什么程度,则完全取决于针灸师对其人身心发出的无数小信号的观察能力和判断能力。

我经常对学生说,五行针灸师要做的就是帮助病人

第二章　失衡的印记

把能量从多余处引导到不足处,损有余而补不足,一切就刚刚好了。尽管这么说似乎把我们的专业简单化了,但本质上确是如此。任何疾病或内心的压力都可以看成是身体内部的能量出现了某种失衡。理论上,把失衡纠正过来,疾病就会治愈、压力就会解除。实践中,失衡可能隐藏得很深,由于针灸师经验不足,或者病人内心没有改变的愿力,最终无法改变失衡的状态。

第三章

他人的他性

会宗

　　现在病人就站在我面前，我该如何把病人与针灸图表里的一个个概念对应上？我还需要根据经络的走向找到其身体累积的失衡导致的某些堵点。但是，这是一个活生生的人，有其独一无二的世界，通往这个世界的门在哪里？我最终来到了五行之门，因为五行是所有事物获得生命的途径，五行还是我们通往他人的入口。有关我个人对五行更详尽的认识，尤其是有关五行在我们自身的体现，可以参看我的另一本书《灵魂守护者》。这里我

第三章 他人的他性

假设正在看这本书的您对五行已经有一些基本的认识。

有许许多多种方法可以帮助我们更好地了解自己和他人，而我十分有幸地走进了五行之门。我第一次接触针灸就了解到五行，以及五行对于人类的千姿百态独到的解释。此前我已经观察到人与人不一样，对同一件事的反应方式可能如此不同，以致会让人迷惑，甚至会让人因为不是每个人都跟自己一样而感到受了冒犯。直到接触了针灸的哲学理论，我才逐渐理解，恰恰是这一点，构成了人类行为的多样性，这是从正面来看；负面的是，当我们面对别人的不同时——我称之为"他人的他性"，我们每个人（是的，每个人）对他人的容忍度是多么低。

我认为，从内心深处，每个人都对于其他人和自己一样有权与别人不同感到不太舒服，但是又不愿意承认。所以，我们经常会说这样的话——"谁谁谁行为特别怪异"，或者"我完全搞不懂你为什么不这么做"，或者"你为什么会觉得某某很烦人呢？我只是觉得他很好玩儿"……有意识地观察一下自己，你很可能会吃惊地发现，在一天里我们会多么频繁地对别人的行为感到讶异。

仔细分析，就可以看到，所有这些看法都源于一个我们深信不疑的观念，那就是我们有一个独特的"自我"，我们总是从"自我"的角度看事情，倾向于否定他人，认为别人的行为是难以理解的，甚至是应受指责的。但不要忘记,其他人也有他们的"自我",他们对于我们的行为方式也抱有同样的看法。如果我们能够诚实地面对自己,在我们的觉察力更强,从而能够更多地放下自我而不是把自我的影子投射到他人身上的时刻,才能够更加清明地看待别人(和自己)。但是,这样的时刻比我们愿意相信的少,大部分时候我们总是对自己太宽宏大量,认为我们自己比事实上表现出来的更宽容,好像并不怎么主观任性。

作为五行针灸师,我的工作目标之一就是深入到每个人——我们自己和其他人——更深层的自我世界,并借此提升我们的包容力。随着包容力的提高,我们会对那些在生活中与我们近距离接触的人采取一种更平和的态度和方式。只有穴居的隐士不需要应对每天人际交往带来的压力,但是我怀疑,即使是隐士,在其人生的某一阶段可能也陷入过他自己的需求与愿望和他人愿望之间的冲突,并因此(谁知道呢)而选择离群索居成为一名隐士!所以,即便是隐士,也可能觉得下面的内容对其有所帮助。

对五行的痴迷引领我越来越深地进入到五行在人类身上展示出来的奥妙世界,我努力探寻健康态和不健康态的秘密,并运用我手中的银针,帮助人们把不健康状态调整为健康状态,从不平衡状态回归到平衡状态。

那么,五行能教给我们哪些东西呢? 首先,在努力发现五行如何体现在我们自身的过程中,我们会前所未有地仔细地观察自己和周围的人。我从很小的时候就对人类的行为深深着迷,但随之而来的是迷惑:人们为什么要这么做? 而且总是这么做? 没有接触针灸以前,我认为这些行为很奇怪,而不是很有意思或其中含有深意。到现在我还清楚地记得 30 年前在针灸学院上课的第一天我所受到的震撼,仿佛就在昨天,那是初探某种深刻的真理而引起的心灵震动。那一天,我们学习了"心",了解到中国古人对心的认知,老师告诉我们,心及其功能会在五行为"火"的人(我就属火)身体上和情感上留下深深的印迹。直到现在,每每想到我的五行之路是从我自己的五行(我是君火)开始的,我仍然感到安慰,仿佛冥冥之中有人指出了我的人生之路,虽然那时的我学习五行纯粹出于兴趣,根本没有意识到我已经找到了此生的使命。我还记得,当我发现许多同学学习五行针灸就是为了成为五行针灸师的时候有多么惊讶,因为当时的我纯粹是因为想学习而学习。

在逐步认识人类行为的某些共同特点,并将其分类的过程中,随之而来的一个好处是,我们对于以前认为奇怪的许多行为的宽容度大大提高了。而宽容度的提高,又使我们认识到他人对于我们的成长所起的作用——这些人刺激我们,使我们不得不去面对于我们而言奇怪的人和事,这个过程中我们的内心会产生各种各样的不适和烦恼,但同时被迫去调整自己以应对新的、不熟悉的世界。每一次这样的经历,都会在不同程度上让我们重新审视已知的世界,使某些事突显出来,使另一些事的重要性降低,从而改变我们的看法,无论这种改变是多么微小。我刚刚进入五行针灸的世界时,受到的震动如此之大,以致我几乎不得不在一夜之间改变我之前对人类行为的看法,而从那以来,类似的改变和震动一直都在发生着,虽然也许不如第一次那么巨大。

而且,我喜欢自己变得越来越宽容,不再轻易地对与己不同的行为嗤之以鼻,因为我渐渐地发现自己身上的缺点,能更清楚地看到哪些让我前进、哪些让我后退,虽然这种自我认知还很缓慢、很肤浅。在对别人更加友好宽容的同时,我对自己的宽容度也提升了,所以当我意识到自己的不足和缺点时,我不会再像以前那样对自己不耐烦。我想,对五行的了解,尤其是对于我自己主导一行的了解,使我认识到,无论我多么想改变自己,我都不能成为另一个人,就像一只雏鹰不可能去模仿一只小麻雀,无论是在个性上还是身体上,或者就如一棵橡树不可能像柳树那样低垂袅袅。从这个角度来看自然,我们也许可以更容易理解,要求我们自己或他人改变行为模式,就好比让鹰改变其捕食的习性,变成像麻雀那样寻找啄食谷粒,是违反自然天性的。

再深入一些,五行可以被看作生命不同阶段的状态。我总觉得,由于某种超越我们理解力的原因,(或许寻找答案不是我们的责任,但每个人都有权利去寻找答案)每个人的性格、每个人作为独一无二的个体,都以某种方式与五行中的某一行密切关联,以至于这一行在我们身上打下了深深的印迹,终其一生都不会改变,仿佛我们是由那一行孕育而生。或者,可以把五行比喻为一扇门,就好像我们从某扇五行之门被推进了一个由该行主导的世界,一辈子都无法完全逃脱这一行。

你可能对我的观点心存疑惑,但是,如果要跟随我的思想继续把这本书看完,请先接受这个观点,因为这是五行诊断和治疗的基础,也是本书的前提。所以,我们每个人都和某一行有着特殊密切的关系,我将其称为护持一行,而这一点又是如何帮助我们进行诊断和治疗呢?

我试图将我的病人放在我能看到的最广阔的背景里。这不仅指他们的个人生活,更要把他们的个人生活放在一个更大的背景里。最近,我读到一篇文章,一个作家发现了他小时候的一本书,上面写着他的名字、地址和国家,还写着世界和宇宙。有意思的是,我们很多人小时候可能都做过类似的事,我小时候就这么做过。小小年纪的我们就知道我们生活其中的宇宙是多么广阔,并且很自然地接受这一点。令人悲哀的是,随着年龄的增长,生活的琐碎使我们逐渐忘记了宇宙之广阔,我们的世界不过是这一介身躯之所在,再延伸到我们认为重要的家庭、朋友、工作和社交场合。我们始终都应该记得那个在孩童时代就知道的大宇宙,这会提升我们的思想维度,更开阔大气,而不是把思想总是局限在生活的琐碎繁杂之中。生活在这样一个广阔的世界里并不容易,但如果有勇气始终睁大眼睛,就会发现在这个世界里我们并不孤单,我们有那些伟大艺术家们的陪伴,因为这个世界就是艺术家们一直徜徉其中的世界。

今年以来,我一直沉浸在莎士比亚的世界里,因为我决定要在离开人世前读完莎翁所有的戏剧作品、看尽所有舞台表演的莎剧。莎翁将我带入了一个如此丰富的世界,当我回到自己的生活,看到日日占据我生活的都是些多么微不足道的小事时,我深深震惊了。我感觉我的世界得到了调整,被更本质、更重要、更有价值的事重新校准了,虽然这种调整可能不会维持得如我希望的那么久,但无论如何它影响了我对事物的看法,使我以一种更长久的价值观来看世界。艺术的价值也许就在于此,让我们用一种全新的目光看人看事,剔除那些微不足道的东西,而保留那些必不可少的东西。

可能会让许多人惊讶的是，（我自己刚开始就被惊到了）五行针灸以其独特的治疗方式也可以达到同样的效果，其通过调整流布整个宇宙并贯穿我们每个人的经气，强化我们与万事万物的联系。如果五行针灸师和病人能很好地接受这一点，我们的感知触角将超越自我，与万事万物建立起更密切的联系，使我们能够以一种更真实的眼光去看世界。当治疗帮助我们恢复平衡，我们对于"生活、宇宙及万事万物"的看法也会更加平衡。

每当有新病人来做第一次治疗，我总是告诉他们其能量有些轻微的（或是严重的）失衡，偏向一侧或另一侧，就好像一直在歪着头过日子。因此，我们看到的所有事情都有些许的变形。而失衡也意味着，我们意识不到自己对于生活的看法是倾斜的，正如一句格言所说："除了你和我，这是一个奇怪的世界，连你也有点儿奇怪。"我们一般都会认为是别人在带着偏见看世界，所以难怪失衡得越厉害，对世界的歪曲就越严重，就越难以具备应对变化莫测的世界所需的灵活和洞察力。

随着治疗的有效进行，贯穿、连接我们身体内外的能量得到调整。一点一点地，我们站得越来越直，而能量的每一点变化，都会让我们看待世界的眼光发生些许变化。由于看世界的角度不同了，那些曾在我们眼里被看作行为古怪的人也变得不再那么奇怪。当我们重新恢复了平衡,才意识到是我们自己扭曲了我们的关系、观点和行为。站得越直,我们身体里的经气能量越正常、越强壮,对于世界的看法就越真实,我们就会越包容,因为我们终于可以接受这个世界的复杂多样性。我们越失衡,对于世界的看法就越是非黑即白;当洞察力越来越深时,我们才可能看到更多的灰色。

第三章 他人的他性

第四章

通往五行之路

灵道

现在我们稍微后退一点,脑海里出现了一个人的完整图像,这是一位首诊病人。我对这位病人一无所知,就好像一个画家对着一张空白的画纸,准备给她画肖像。刚开始,我的脑子里是一片模糊,但随着我对她的观察,慢慢有了一个轮廓,可以把一些突出的身体和情感特点画出来,虽然还只是寥寥几笔。画布上有些东西呼之欲出,仿佛画像自己要跳出来,而我只是在这里或那里加上几笔。随着时间的推移,我与病人之间逐渐建立了信任

（这需要很长的时间和极大的耐心），通过对病人不断的探究，我可以将病人逐渐展现出来的自我一点一点地描绘到画布上了。

现在要进入下一步了。这个病人当然是独一无二的，有她的个性和特点，但是，她也具备人类的共性，这些共性就是挂在我诊室墙上的针灸图表里用各种符号表示的内容。病人在讲述她的生活、其遭受的身体病痛和情感压力，我脑海里的第三只眼看到了流布其全身的经络能量图。当她描述某个特别的身体或情感痛苦时，我立即将其与某些经络联系起来。有时候，这种联系清晰而强烈，有时候却很模糊或完全找不着头绪。但只要能探测到其身体运行的某种模式，我就会做出初步诊断并制定出相应的治疗方案。

还以上文提到的那位牙龈脓肿的病人为例，除了确定流经其脓肿处的经络及附近的穴位外，我还注意到：病人倾诉有恶心的症状，脸色比平时要白一些，而且他的直接主管常常在工作中刁难他。如果将这些症状与针灸图表里的经络联系在一起，我可以得出这样一些判断：他的金和土出了问题，表现在胃不舒服、较平时白得多的脸色以及因主管对他缺乏尊重而产生的悲。这两行失衡的判断也从其脉象上得到了印证，大肠和胃之间的卫气运行出现了问题，大肠经的最后一个穴位迎香穴有阻滞,因而经气无法正常传导到胃经。这一切导致鼻子附近和脸颊区域的经气运行不畅,并以身体的不适和情志的不畅表现出来。因此需要针刺大肠经的最后一个穴位迎香穴和胃经的第一个穴位承泣穴,以疏通阻滞。治疗最后以针刺病人的主导一行"木"的一些基础穴位结束。

治疗结束后,再回想一下,病人治疗后的表现也佐证了我的判断。可以看到,由于经气的阻滞导致了有害能量的聚集,最后以脓肿的形式表现出来,给病人带来巨大的疼痛。从经气受阻到形成脓肿,这个过程是很容易追踪的,所以在某个层面上来说治疗是容易的。但是,如果继续深究:为什么会产生这样的阻滞? 事情就复杂了。我们不能像牙医那样简单地说化脓了就是化脓了。从更深的层面来看,更准确的答案可能是由于金的问题,导致了向土的能量传导被阻。病人失衡的根本原因会不会是由于病人的自尊受到了打击,导致其金及相应脏腑的虚弱,最终以发脓的形式表现出来,就像是压力过高时,要打开安全阀来释放?

如果是这样的话,仅仅通过疏通阻滞只能暂时解决问题。要防止类似情况再次发生,我需要了解第一次感染时,病人感觉自尊受到的打击到底有多深。通过针刺某些穴位,我疏通了经气能量的阻滞,解决了牙龈化脓的症状,但是,我可能还需要再给他多做几次治疗,以解决其更深层的情绪累积,帮助其重获自我价值感。要通过重点治疗他的主导一行"木",使其从内在生出力量,帮助其消除自我怀疑。其中一个途径是帮助他看清工作问题对他的影响,并与他讨论如何避免类似的情绪打击。因此,我要密切关注他的金,使他的金保持强壮。

对于这个病人,需要通过木来扶持他的金。而对一个主导一行是火或水的病人来说,即使是同样的阻滞,导致了同样的脓肿,其根本原因可能是来自火或水的失衡,而不是木的问题。

现在,针灸图表里的点和线对我来说有了明确的意义,其正是我所做一切的基础之所在。所以我现在看这些针灸图表的眼光已经与刚开始学习的时候完全不同了。那时的我只觉得经络穴位代表了人体,类似于西医里的人体解剖,但现在的我看到的已经远远超出了身体范畴,甚至常常忘记了我针刺的实际上是人的身体。这是因为我现在是在一个更高的高度看待五行和五行的信使(十二官),以及经气的流通,见地上的提升使我能够捕捉到维持我们每个人生命的经气及其运行的深刻复杂性。

将图表里的点线符号转换成每个病人的实际情况对

我来说已是自动进行的一项工作,因此要想把这个过程说清楚,就得拆解我的思维过程,就像上述我对那位牙龈脓肿病人的分析,以帮助我一步一步厘清从开始到最后拿出治疗方案的完整过程。从病人出现在我的诊室到我决定如何对他／她进行治疗的这几分钟里,我着重考虑的是病人上次治疗后的情况与现在我再次看到他／她时的情况有哪些变化,不仅仅根据病人的讲述,还有我的感觉。下一步要做的就是根据所有这些信息和我脑子里的针灸图表,制定治疗方案。

要想在与病人在诊室相处的很短时间里就对病人有相当的了解是一件困难的事,不应该期望第一次与病人见面就能做到这一点,就算是第五次与病人见面要做到这一点也是不容易的。我们需要更长的时间,才能逐步从纯粹的身体治疗向更高层面的治疗转换。想一想传统的心理治疗师为了真正了解病人的心理所花的时间,我们也应给予自己差不多的时间。因为我们需要时间去了解病人想从我们这里得到什么,再用我们的针灸技能给予病人所需的帮助。

每次前来就诊,病人都与上次不同,因为自上次治疗之后又有了新的经历和变化,因此病人的每一次就诊都构成我们永无定论的诊断的一部分。我希望,他们这些新的经历和变化中的一部分,是我的治疗带来的。其他一些变化则是病人在生活中必须面对的人和事,我在选择治疗方案时需将其考虑在内。无论在何种情况下,都不应认为我们的诊断是百分百正确或不可更改的,这种想法本身就意味着对事物的认知是静止的,而治疗中的每一个病人都在不断地变化和改变着。病人的这种变化和改变同时也使我们的诊断发生变化和改变,再根据这些变化和改变做出相应的治疗。

应该注意的是,每做出一个诊断,根据我们所学给病人贴上木、火、土、金或水的标签,并对病人进行相应的治疗时,千万不要认为已成定局,以至于对病人以后的一切也失去了兴趣。仔细想想我们以前、现在以及将来可能遇到的无数的人,有一点是很清楚的——虽然同一行的人都有某些共同的特质,可以用一些并不精确的语言总结表述出来,如颜色为黄、情志为悲或声音为吼,但在每一个人身上,其表现出来的"黄色"或"悲情"或"吼声"其实都是不同的,因为每个人的基因都是独一无二的,形成了一个个独特的自我。

而且,我们还会不时大吃一惊,有些我们开始时认为是某一行的表现,在跟病人的关系近了一步后,会突然发现原以为是木的表现其实是金,是金需要发现事物真正价值的表现,而不是木要求世界有序。真正了解一个人需要时间,而把治疗看作是了解一个人、与病人建立良好关系的过程是美好的,就仿佛是为了与病人的五行建立友谊而播种耕耘一样。此外,必须有足够的时间,我们自己以及我们体内的五行,才能更放松自如地观察病人,也必须有足够的时间,病人及病人体内的五行,才能放松地展现他们的本真面貌。

第五章

面对未知

人迎

当我们向他人敞开自己时，无论敞开的只是有关身体的一些疼痛，还是更深层的不适，都会感觉进入了危险区，因为不知道对方会对我们所说的做出何种反应。不幸的是，许多人在这方面都有一些不愉快的经历，有些是职场上的，有些是生活中的。对方的反应可能是"太糟糕了，不过打起精神，事情会越来越好"一类的，也可能是另一种比较微妙的否定我们不该这么想的说法，比如"我不明白，为什么你不这么做呢?"这些都清楚地表明，聆听者并不想真正了解我们的感觉，或者只从他们自己的角度看问题。

类似的反应只会让我们把刚刚打开一条缝的门再次关上。职场上类似的场景，人们的表达可能更委婉些，但同样会让我们闭嘴，让我们觉得自己这么想是很奇怪的。跳出个人的角度、进入对方的世界来看问题，这需要高超的技巧。我相信，所有人都有过不能表达自己真实感受的不愉快经历，因此第一次甚至前几次与治疗师的见面，都会让病人感到恐惧，因为病人会担心治疗师同样不能真正聆听他们的倾诉。

其实，作为五行针灸师，如果我们够诚实的话，给新病人的前几次治疗也同样会令我们恐惧。因为所有人，即使是最有经验的治疗师，在面对不确定性时都会感到不安。在我们的职业中，需要有勇气面对这些不确定性，而且需要的勇气远比我们意识到的要多。这可能就是有些五行针灸师最终放弃的原因之一，而有些五行针灸师则对于病人的任何情感需求都采用同样的套路应对，这样他们才觉得安全，因为这样就无须走出自己的情感世界，进入到另一个完全不熟悉的世界去面对挑战。

确实，任何类似于精神疗法的治疗方法，都需要进入到另一个人的世界进行工作，这种工作充满了风险，对病人如此，对治疗师同样如此。但这种风险很少被提及或承认。我强烈认为，每个人的世界都应被看作一个神圣的王国，而走出自己的王国进入每个病人的神圣王国需要治疗师对自己进行深度调整。在为进入这个领域工作所提供的各种培训里，大部分强调的是病人 / 客户所需的边界和尊重，所提供的方法也多是通过制定详细的入门流程，以将他人生活其中的那个令人畏惧的陌生王国变得不那么可怕，从而更容易接近一些。向病人收费、预约以及取消预约，都有固定的流程。但是这背后，是病人邀请我们踏足的那片陌生天地，应该说这与人类第一次踏上月球的著名一幕在性质上十分相似。因为治疗师踏入的也是一个完全未知的世界。

如果能够承认这一点，我们的工作一定会做得更好，但人天然倾向于否认这一点。因为我们每个人都认为自己是有教养的、平衡的，不会被自己的工作吓到，难道不是这样吗？不论是哪种疗法的治疗师，对自己工作的看法一定会在两个极端之间的某一点：一端认为治疗是简单、直截了当的，是用我们熟悉的方法来治疗病人，病人可能接受也可能不接受，对病人可能有帮助也可能没帮助；而我则在另一端——我喜欢这么想：我所做的工作不仅不简单，还需要付出很大的努力，我给病人做的治疗如此之复杂，因此需要反复回味、深入探索。进入心灵的深处，无论对病人还是对治疗师而言，都不是什么令人舒服的经验。直到现在，做了五行针灸师这么多年之后，我还时常问自己：为什么每次走进治疗室都像是要把自己放在架子上烤一样？当然，我每次给自己的回答都是一样的："因为帮助他人恢复平衡、重新找到生活的方向，已经成为我生活中必不可少的一部分，其价值远远超过针灸师所得的微薄收入，所以，就像不能停止呼吸或感觉一样，我不可能像我的许多朋友那样停止工作、考虑'退休'。"

我觉得这是上天对我的召唤，就像有些人在其他领域被召唤一样。这是我的使命。"使命"到底是什么？也许可以先想一想使命不是什么。使命不仅仅是一份工作，只是为了赚钱养家糊口。使命远不只是一份工作那么简单，因为"使命"这个词本身就有一种超越人类之上的力量在召唤的隐义。在写"召唤"这个词时，我甚至感觉到其中所蕴含的必须面对的挑战和必须打赢的战斗。被召唤并不是一件惬意的事儿，也不可能舒舒服服躺着就能完成一项使命。恰恰相反，根据我的经历，使命更像是一个魔咒，一个想卸下的重担，身有使命的人背负的责任实在太过沉重。前往使命的那条道路坎坷崎岖，路上布满了荆棘危险，身负使命者必须竭尽全力，以求不辱使命。

当然，很多时候使命就是我们从事的职业，因此在英文里"vocation"一词既有"使命"也有"职业"的含义，职业的含义很广，水管工是一种职业，律师也是一种职业，而在每一种职业里都可能存在着某种使命。因此我想，使命也是有不同等级的，最低可以说是学习一种技能的愿望，最高则是听从内心的声音而发愿，并努力去实现这个心愿。

对我来说，使命是后者。我听到了那个召唤，并做出了回应，为了内心深处的那个愿望，我有过那么多的心痛。和水管工或律师不一样（也许我对他们的工作性质有误解），我被召唤的领域远远超出我所接受的技能训练。我的使命让我寝食难安，它无时无刻不萦绕在我心头，而且在我生活的每一件事里现身。身为五行针灸师，我时时都想对人的行为进行解读，无论是在公共汽车上、大街上，还是在参加聚会时，我的使命总是会突然推我一把，瞬间那个平常生活中的我不存在了，而代之以一个更开放、更包容、在履行使命的我。而且，我要花费一番工夫才能让自己从这种"使命状态"里出来，因为来自上天的那个召唤有力量加诸我身。

第六章

人之共性

太乙

　　人似乎喜欢凡事都有一个清楚的界定和标准，一不小心这种倾向也会出现在五行针灸治疗中。这种对确定性的渴望，也会让我们对病人设置条条框框，用类似这样的语言来表达："他是被动攻击型人格……"或者用五行针灸的话来说："他的主导一行是木……"却忘记了还应该将这个人独具的特点描述出来。有很多不同的被动攻击型人，每个人的被动性和攻击性组合都不尽相同；同样，也有各种的木行人，没有两个木行人会完全一样。刚开始的时候，我们确实需要一些大而化之的标签以将我们所学的东西分门别类，但是，随着经验的积累，这些标签的内容也应该不断地细化，以更好地与形形色色、各不相同的人对应。

对人的分类保持机动，这就要求我们具备很强的灵活性，无论哪一种疗法都一样。而我们中的许多人会严守着那个最原始的简单粗糙的定义，我自己也经常如此，因为保持灵活是更高的要求，会导向那个充满了不确定性的未知世界。比如说，木的情志为怒，因此马上就把所有表现出怒气的人归到木之一行，比之试图理解这个人表现出的是哪一种怒，以及随之而来的一系列问题，这么做当然更简单更安全。是火一般的暴怒还是尖刻而冷冷的怒？是向外对他人的怒还是向内对自己的怒？因此，这个怒是否可能是其他行发出的怒？对于"怒"这一表述，需要进行360°全方位的仔细观察，如果这些问题不能很快得到解答，我们就必须在那个未知世界里待得久一些，而这种不知何时了结的不确定性会让我们心神不安。我们会想，还是把病人的怒简单地归为木行吧，既简单又安全，除非病人又有什么新的出乎意料的表现，迫使我们不得不重新审视最初的判断。

如果病人的情况并没有随着治疗有所好转，我们可能会下意识地回避其中可能存在的诊断失误，而是推以

"病人不愿意改变"或者"无论我怎么做似乎都帮不了这个病人",因为我们害怕改变诊断会打开潘多拉的盒子。其实,每一个人对另一个人来说都像是一个潘多拉的盒子,充满了未知,打开后可能会出来很多意想不到的东西,有各种各样的挑战甚至是让人后背发凉的恐惧。随着病人慢慢对我们敞开自己,所有这些情况都可能出现,而我们绝不能对出现的任何情况感到震惊或心烦意乱。因为,"舍我其谁",这句话就像是专门说给五行针灸师的,五行针灸师被赋予的任务就是在每个来向我们寻求帮助的个体里看到人之共性。

人之共性存在于我们每个人身上,构成了我们互相理解、沟通交流的基础,缺失了这一共性,我们就可能像是来自不同的星球,无法理解彼此了。即使是相距最遥远的两个人,他们身上也存在着共同的纽带。每次我看到电视节目里播放的在地球某个遥远的地方生活着的某个边远部落时,我总是震惊于他们和生活在世界大都市伦敦市中心的我是多么相似啊!我们会为同一个笑话大笑,会表现出同样的爱、同样的关怀和同样的憎恶。也许他们表达感情的方式与生活在伦敦的我和那些巴黎人有些不同,但是当我看着生活在千里万里之外的这些人,甚至从所谓的"文明"发展程度来看,可以说生活在千年之前的这些人,他们的感情在本质上与我是完全相同的,其表达方式我也十分熟悉。

我们生病的时候,正是这个最深层的人类共性发出了求助的呼声,而不是那个表面的、社会性的我们在呼喊。此共性正是由我们体内相生相克的五行所构成,其根源,或者说整体,即是"道"。从这个角度来看,如果我们要帮助一个人重新发掘和回归完整,在与其沟通时就必须从尽可能深、尽可能广的角度来看待五行,如此方能在看到其共性的同时挖掘其个性。这听起来有点自相矛盾,确实,从我认为每个人的独特性都是我们体内的五行相互作用的结果那一刻起,这一点就一直让我迷惑。

我们不是彼此的复制品,每一个人的基因组成都是独一无二的,因而每一个人都有别于他人。但同时,每个人都具备人类共同的基因,体现在五行上,同一行的人都有相同的印记,这会表现在其骨骼、身体及器官的结构上。但在共同基因之上,正是那些使我们与其他人都不一样的看似微小的不同。我的笑声和其他人的笑声不一样,但无论是我的笑声还是其他人的笑声,立刻就会被听的人识别为笑声,可是……我和朋友在机场被拦下来做安检时,我们的害怕都会被看出是害怕,可是……正是这些"可是……"里体现出来的差别,是五行针灸师需要探究的。虽然都是人,但是,这一个病人有什么特别之处?我的笑声和恐惧,和我的邻居的笑声和恐惧有什么不一样？如何从五行的角度去分辨这些不同，并以此来帮助病人呢？

　　我们与生俱来的五行特质是上天给予我们的礼物（或是诅咒）。随着我们逐渐成长，这些印迹越来越清晰，最终长成了一个成熟的人，希望是个有能力的人，能够将上天赋予其的潜质充分发挥出来，构建一个有价值的人生；亦有能力面对随我们一起来到这人世间、以各种各样的形式试图将我们打垮、击败的诅咒，如有些人尚在母体内孕育时就不是健全的，有些人遗传了某些疾病，有些人在婴儿时期因抚养不当落下了问题，使他们日后的成长和生活更多了一份艰难和不易。所有这些问题存在的目的就是为了让我们去克服它们、战胜它们，使我们成长；但如果我们不能面对这些问题，人生将黯淡艰辛，成长更无从说起。

　　正是在这些不易的时刻，五行可以帮助我们——通过针灸帮助我们体内的五行恢复平衡，使我们有能力去面对这个世界。那么，每一行对生命的哪些方面能产生如此的影响呢？

　　不幸的是，我们无法把五行简单地归类为几个形状颜色各异的小盒子，这个是绿色的，那个是蓝色的，每一个都有明确的特点。五行不是这样的，各行在其边缘会互相交融，就像彩虹，从远处看可以清楚地分辨出蓝色、绿色及其他颜色,可近了以后,各种颜色反而融在一起、无法分清了。五行也一样,虽然在某些关键方面各行都有明显的特点,但当其向下一行过渡或受到其他行的影响时,表现出来就不那么明显了。这常常让我们的诊断陷入两难,因为有些情绪刚开始看来很明显是悲伤,再看却又似乎是喜悦,或者起初听来悲伤的声音,再听似乎又感觉是在生气。如果把眼睛眯起来、半睁半闭地去看,你看到的可能跟正常看到的有很大的不同。因此,悲伤可能表现为歇斯底里的大笑,白色上面可能罩着一层淡淡的黄,某种气味可能被另一种气味掩盖了。在这个不断变化的世界里,我们随着生活起起伏伏,我们能量体的形状也在随时变换,所以对任何事都不能说它一定就是这样而不是那样的。实际上,事情往往既是这样的也是那样的。

但是,在这些流动起伏、变化不定的后面,存在着某种稳定,因为毕竟每个人都是自己而不是其他什么人,我们的身体和灵魂也和其他人的身体和灵魂不同。但是,使得我们成为自己而不是其他人的这些东西,并不像我们希望的那样是固定的、一成不变的。要成为一个本真的人,就必须接受并面对这一点。因此,要想把我们不断变化的能量用静止的、固定的语言牢笼将其囚禁起来(这就是我现在正试图做的),实际上已经在某种程

度上对其进行了扭曲,这就是所谓的言语道断吧!因此
需要有想象力,用想象力把我描述各行的语言文字的僵
硬死板去掉,代之以某种可以伸缩变形、可以反映身体
里能量不停转换和流动的灵活,仿佛这些文字、这些书
页被泡在水里,它们的边缘逐渐溶解、模糊,融入了彼
此。所以,要想在不断变化中找到方向,就需要一个独
特的方法——就在我们注视的此时此刻,其边缘轮廓又
变化了。所以我们应该把五行看成是不停变化、运动着
的,它们相互之间是不同的,又会互相吸取能量,最终塑
造了此时此刻的这个我,它们继续运动变化,又创造出
下一刻的那个我。

正因为我们是不断运动变化的,无数细胞挨挨挤挤
地在一起构建了我们的身体和情绪,就像科学探索片里
播放的,那些被放大的细胞会对外界的任何作用发生反
应并不断变化,轻轻一击也会使整个人的结构发生改变
和调整。正是基于此,一根小小的银针可以帮助我们恢
复到更加平衡的结构。五行针灸师扎下去的每一针,都
是要求能量进行调整的一次尝试。这个要求是由五行
对其控制的领域发出的。我们已经知道五行代表了五个
方面,五种不同的表达方式,其构成了每一个整体的人,
当发现某一个方面出现了紊乱,我们就用针来对其进行
引导和调整。如我上面已经讲过的,由于每一行之间没

五行针灸
的治疗模式

有严格清晰的界限,因此开始从哪一行着手治疗是一个难题,所以起初的治疗都带有试探的性质。在最初的治疗中,我们专注于某一行,仿佛对病人的五行问了一个问题:这一行是主导你们的那一行吗? 然后我们要做的,就是等待他们的回答。

那么,怎样才能知道,比如说,找对了木为其主导一行呢? 有很多指征,其中最重要的有两个。第一个就是感官和情志的表征,五行通过十二官在我们身上打下了颜色、声音、气味和情志的印记。因此,木所对应的肝和胆将其印记通过每一个细胞发送出去,当身体有了黄疸的症状、出现了青绿色,我们就知道肝胆出了问题。对五行针灸师来说,肝胆的失衡也会表现在情志上,我们的语言中就有许多对精神偏狭的描述。这些鲜明的特征会将我们导向木之一行,可能是出了问题的木,也可能是健康、生机勃勃的木。

第二个重要的指征就是疗效,如果主导一行为木的判断是正确的,通过对木这一行的治疗,木所对应的脏腑就会做出清晰的反应,会出现一些变化,朝着更加平衡的方向改变。这种变化可能很微妙,也可能很明显,例如情绪的轻微变化,或是变得柔和了一些,或者突然决定改变生活的方向、要换工作或是休个假。每一个变化的程度大小其实没关系,只要所有这些变化加起来显示这个人是在往更平衡的方向移动就对了,其中感官指标也应显示出其更平衡了。

　　另一个指征与对变化的解读有关,但不是对病人的解读,而是作为治疗师的我们对于病人的变化所做出的反应。觉知我们自己因病人而触发的内心感受发生了什么样的变化,比如一次治疗结束后,治疗师需要细细感知自己的内心以判断治疗前后病人的变化:其被治疗的一行是否比治疗前健康了一些呢? 病人的变化引起了我们内心的哪些感受? 要知道,每个人的能量场不仅仅是我们身体的重要组成部分、构建了每个独特的自我,而且能量场有离体特性,其比肉体所占的空间更大,类似辐射一样延伸至我们周围的人和物上。因而,旁边人的能量场可以辐射到我们,而我们的能量场同样也会辐射到他们,这种相互影响是解读那个人和我们自己的五行是否平衡的一个关键。而学会针对不同行的能量做出适宜的反应又让我们多了一个判断五行的重要指示,有利于我们对主导一行的判断。

　　这又引出了另一个问题:作为五行针灸师,我们自己体内的五行能量应被置于何处? 既不能忽视我们自己的五行所具有的力量,也不能否认这种力量可能使我们对病人的感知出现偏差。这就是为什么一定要分清楚,和病人一起时,哪些是因我们而起的,哪些才真正是病人带来的。毕竟,五行针灸师关注的不应是我们自己的需求,但我们需要清醒地认识到,这一点也必须考虑在内。我们可以经常问自己类似这样的问题:"我喜欢这份工作所蕴藏的力量感吗?"或是"那些让我觉得自己能力不够的病人,我总是避免与他们有更进一步的接触吗?"因为从是否愿意回答这些让自己不舒服的问题,可以看出我们是否真正地专注于病人的需求。与病人的所有接触都会引起我们内心的某种反应,而学会分辨哪些反应是比较平衡的而哪些是失衡的,是需要不断提升的一个重要的能力技巧。当我们的反应比较平衡时,其会告诉我们有关病人的许多情况,进而了解他们的五行;但如果我们的反应是不平衡的,其告诉我们的只是我们自己的情况,而不是病人花钱请我们做的事!

第七章

我们对五行的反应

五枢

　　现在来看一看,当某一行人让我感到压力时我会有些什么反应,清楚这一点能帮助我更好地了解那一行。从"木"开始是再好不过的,因为木这一行带着一种"扑面而来"的能量,而且不会在与别人遭遇时退缩,而其他几行都可能退缩。木以其阳性的能量,在自然界的春天里向上、向外生长,因而与人一起时,其也会有一种向上向外的冲力,对我们产生直接的、立竿见影的影响,并促使我们马上反应。不同的人会有不同的反应,但总的来说可以分为几大类,从极端地想避免直接碰撞,表现为想夺路而逃,到另一个极端的有反击冲动,表现为直接推回去。在这两者之间,则有各种比较缓和的反应。

一个人处于这两端之间的何处,取决于我们自身的许多因素,但知道我们的位置非常重要,这样才能够评估与病人一起时哪些是因我们个人带来的问题。不可能也不应该忽略我们自身的因素,因为针灸师的反应和感觉是构成诊断的重要组成部分,必须看清因我们自身原因而导致的反应有哪些,因病人的因素而导致的反应有哪些,才可能正确地解读病人。还必须学会识别我们平衡时内心的反应是什么样的。仍然以木为例,要想了解这一点,最好的办法莫过于细细察觉春天来临时我们内心的反应。对有些人来说,春天的嫩芽意味着冬天终于结束了,而对另一些人来说,则可能意味着新生活已来临而自己还没有准备好。把自然界的芽苞想象成人体里的芽苞,因为这两者有同样的能量表现,我们在面对木行人时也同样会有如释重负或是受到威胁的感觉。与一个人相处时,如果感觉到仿佛春天来临的欣喜,就知道这是木在与我们轻快地进行能量交换,是一种健康的状态;而如果感受到威胁的气息,仿佛收到了某种警报让我们回避,内心不由自主地退缩,本能地想避免与来者直面相遇,则是失衡的状态。随着经验的累积,我们逐渐建立起各自对每一行的"自我情感反应模板"，能够判断出自己这般的情感是否是对"木"之一行的反应。

我准备用自己的木行情感反应模板给大家做个示范，但每个人应根据自己的经验来观察、判断并建立起属于自己的模板。这个模板能够帮助我们捕捉与人相处时自己的内心筛选过程，仿佛我们心里真有一个大筛子在不停地筛着。我们要的，不是筛面粉那样通过筛孔漏下去的那些细面，而恰恰是那些没有通过筛孔留在筛子里的东西。这些残留物就是那一行对我们的影响。而我们在对不同行进行评估的时候，这个筛子的筛孔是大小可调的。

下面就是我的木行模板，来看看我和木行人一起时与和其他行人一起时有什么不同的反应吧！第一个最明显的感觉是一股力量直冲而来，我会稍稍后退，这是为了保持平衡，紧接着我有一种反挡回去的愿望。我还感觉到心收紧了，下巴和双手也下意识地绷紧，仿佛时刻准备反击，虽然这可能只持续短短数秒。所有这些都表明，我下意识地觉得要采取某种行动，不能在这种情况下保持被动。在可能有的各种反应里，我的反应处于要守住自己的位置这一频段。当我意识到自己的反应时，心里会有一点不安，感觉好像被卷进了一场自己并不想参与的竞赛似的，希望能很快摆脱这种处境。因此，我有时候会转移视线，或者说些什么来缓和我感觉到的紧张气氛；随着感觉越来越敏锐，知道了自己这种反应的来由，我会在心里对自己微微一笑。

我的身体也会有各种反应。首先是眼睛的直接对视。因为木行人通常会很直接地看着你的眼睛。还有前面提到过的，我的手会不由自主地握紧了，虽然很轻微。我的身体也进入警戒状态，感受到一股向我推来的力量，为了保持平衡，不由自主地想反推回去。我在这里多次用到"反"这个字，反推、反击、反应等，说明这一切都是为了抵消某种压向我的力量。我还感受到一些细微快速的身体动作，也是因为那种往前冲的能量而起。前面讲到，我感觉到一股向我推来的力量，这实际上涉及人所需的空间范围，因为人体的动作可以被解释为是将身体周围的空间推开，以便身体的经气能量通行。

各种动作，不同的速度、动作中身体所处的不同位置，都在向我们提示着什么。灵活的、突兀的、静悄悄的，缓慢的、迅速的，微小的或是大幅度的动作。腿会动，身体的其他部位也会动，讲话的时候嘴会动、手会动，坐在椅子上背会动来动去，思考的时候脑子会动。我认为木的动作也一定带着相当的能量和力量。如果病人静悄悄地来，动作也是无声无息地，我就会想这个人多半不是木，或是在木行的边缘与上一行或下一行接壤的地方，因此表现得没有那么力量感。思维的快或慢也是一种表现，做决定对木行人来说是最重要的一件事情，其做决定是快或是慢？行事的方向会突然改变吗？语速是否很快？无论什么样的表现，总的一点就是感觉这个人喜欢行动，喜欢不断地往前推进。

这些就是独独属于我的对木行人的反应，在所有这些反应中可以找到共同点。每个人都会有属于自己的对木行的反应，有些是平衡的，有些则是失衡的。我们现在试图从自己对另一个人的反应中来对那个人进行判断，事实上这些反应里也包含了许多关于我们自己的信息。我们心里的那个筛子不是批量从工厂里生产出来的，而是我们自己手工一个洞一个洞地打出来的，因此每个洞的大小都是不一样的。

那么，这些反应里有哪些是因我而起，换一个人还会不会如此反应呢？首先，最初想推回去的冲动就是仅仅属于我的，因为我不喜欢被别人推着走。有人则可能对这种直面而来的能量很容易接受，并没有我那种被人推着走的感觉。而另一些人则可能觉得这股力量令人害怕，不自禁地想退缩、逃走；还有一些人可能根本就没有注意到这种推力，因为他们的脑子被其他事情占据了。

在这里做这些讨论的目的是帮助五行针灸师对病人的五行进行诊断，因此必须搞清楚其中有多少是我们自己的五行带来的。在上面对木的讨论中，可能是我们自己的木使得我们喜欢木的能量感，我们的水让我们觉得受到了威胁，我们高远的金则认为这太微不足道了因而根本没有注意到，而我们的火则抱之以微笑。面对同一个人，不同行的人会有完全不同的反应，因为每个人都是从自己的视角去看世界。因此要千万小心！不要把我们面对木行人时察觉到的金、水或火之感受当成是对方的五行表现，而要清楚这是我们自己的影子投射到了对方身上。

　　这一章里的讨论都是基于我与一个木行人相遇的假想场面，在现实中每个人都有自己独具的五行组成，每个人与他人相遇相处时都会有完全不同的表现方式。因此，不要惊讶诊断一个人的主导一行竟然这么困难。给自己足够的时间，不必自责为什么这么长时间了，我还是做不好、做不到。

第八章

更多对五行的反应

地五会

　　我与火行人一起时的反应跟我与木行人一起时简直天壤之别。跟木行人相处一会儿之后我在心里对自己的那微微一笑，是事后的回味；而跟火一起时，这微微一笑见面伊始就有了，因为这正是火想要的，得到了就会非常开心。我注意到木总是努力在其周围开辟出空间，以便前进；火则希望其周围的空间被人填满，因此总是想用笑容把人们吸引过来。火关注的是人与人之间的关系，木关注的则是行动。

　　木是树枝上的小花苞,每一个都奋力生长以绽放生命;有了木的努力,之后的火就可以悠闲地看看树枝上其他的花苞了。自然界里每一个花苞都有其各自清晰的形态和轮廓;而到了夏天,花苞绽放开来,花朵与花朵连成了一片,每一朵花的形状反而不那么清晰了。从远处看,树是一片浓绿,花儿们这里一团那里一簇,成片成片的,个体成了集体的一部分,因而不再突出。当然,凑近了还是能清楚地看见每一片叶子、每一朵花,但在夏天热烈的阳光下,每一朵花都使足了力气向上、向外绽放,花儿们终于连成了片,花的海洋让人既震撼又感动。这些成片的花儿可以帮助我们更好地理解火与他人交往、相融的需要,也解释了我与火行人一起时为何会有这种反应。

　　我自己的主导一行是火,这就使我与火相处时的情况更复杂,我对火行人与他人相处时的表现则有特别的共鸣。与人相处时,哪些是我们自己带来的,哪些是对方带来的,要分清这一点确实不易。双方各自的需要会投射到对方身上,一不小心就会导致判断失误。每一位治疗师在面对与自己主导一行相同的病人时,都会有类似的反应,下面就以我自己为例,用"火"行来说明一些大原则,标题就叫"小心你的主导一行设下的陷阱"吧!

　　其中一个陷阱是,作为火的我总是努力想把温暖从他人身上引出来,又容易把看到的温暖当成是他们的主导一行"火"，却没有意识到这其实是我自己在他们身上的投射。必须记住，人人都是五行俱全的，各种身体官能和情感都具备。以火为例，很显然，每个人都有一颗跳动的心，在情感上都会被他人的温暖所温暖。所以我们内在的火会被他人点燃，但除非主导一行是火，否则不会燃烧得那么持久。

我因此必须格外留意自己与别的"火"一起时的内心感受。我注意到，与火行人一起时，我内心的暖意会持续很久，而不仅仅是初见面的那一会儿工夫。我整个人都在另一个人的温暖中放松了一些，仿佛我把温暖别人的任务暂时交了出去。一个五行针灸师朋友观察了我和病人一起的情况后，告诉我说，我与火行病人一起时完全像是一个不同的人，仿佛在开一个只属于我们俩的派对一样，而这位主导一行不是火的朋友则感觉自己好像是一个不曾被邀请的客人，有点被排除在欢乐的气氛之外。最初，两个火的热量让他觉得温暖，但很快就让他觉得太过灼热，感觉快被烧焦了。所以当我的内心觉得很放松、仿佛回到了某个熟悉的地方时，其他人则可能会觉得不太舒服，因为火太热烈直接了。

但是，最初的温暖和放松之后，我的内心又想往回退，因为我意识到除了火的温暖，随之而来的还有火的需求，这种需求与我自己的内在需求相呼应，让我心神不安,因为我必须努力不让自己有任何不当的表现。因为我可能会忍不住表现得过分亲密,导致我那位朋友注意到的派对气氛,这恐怕意味着我越界了——一个五行针灸师必须与病人保持一定的距离以便更好地观察病人。因此,我的内心会紧张起来,警觉着自己的一举一动,勿使自己对病人有任何作为治疗师不应有的过度反应。

这种轻微的警觉是我与火行病人一起时很熟悉的感觉,因此只要我的判断没有失误,与其他行相比,我可以更快地与火建立起很好的医患关系。更愿意给予而非索取的火,不喜欢沉浸在自己的痛苦中,常常会把本来沉重的现实轻描淡写地一带而过。如果我注意到自己在病人描述完情况后,也是这种轻轻带过的态度,如"跟别人的经历相比,这点事儿根本不算什么",我会告诉自己立即停止,因为在内心深处,我其实希望这样对病人说:"是不算什么,但这并不意味着你的痛苦更少。"

因此,火对我的拉力感不像木对我的推力感那么清楚。火并不想从我这里索取什么,反而是想给予,但其温暖或给予与我自己想要给予的愿望纠缠在一起时反而使我觉得不安,我因此想后退、给自己多一些空间。每一行在表达自己的需求时,都希望从我们这里得到一些反应,不同的人对反应的需求程度亦不同,这取决于每个人的平衡程度,尤其是主导一行的平衡程度。但一定要注意,不要试图否认这其中纯粹出于治疗师个人原因的反应。相反,我们应该高度重视这种个人反应,在判断病人的五行时把这种反应可能导致的偏差考虑在内,如此才可能真正地将我们与病人的互动反应用于对病人五行的判断。

我与土的关系不像与火那么复杂,但是又比我与木的关系复杂一点。土要求的身体空间对我来说不是什么问题,但其情感要求则是对我的一个挑战。我花了相当的工夫去研究土这一行与他人的相处,因为我发现土会在某种程度上让我感到不舒服。我试图去追寻这种不舒服感的来源,结论是——现在我仍然如最初看到这一点时那般痛苦——我嫉妒土能毫无障碍地索取我也渴望的东西,而我总是犹犹豫豫地羞于表达。虽然不愿意承认,但在我的内心,有一个渴望被照顾、被爱的孩子,当这种典型的土的需求被他人表达出来时,我会因这种毫无遮掩的表达而恼怒,甚至觉得受到了冒犯。虽然木对其需求的表达也是直截了当的,其不断往前的努力并没有对我个人造成什么困扰。我现在已经能通过刚一见面时对方的那种吸力,仿佛因某种离心力的作用我不得不给出滋养和关爱,辨识出那是土在索取,当然索取的程度各有不同。而我内心的第一反应总是往后一缩,克制住自己对于如此全无顾忌地表达出我羞于表达的东西感到的恼怒。

跟土在一起我还会有些别的感觉。有时候是被拒绝的感觉,就好像跟一个没有得到自己想要的东西而有点不高兴的人在一起,他们耍起了小性子,做出一副"不要你管"的样子,实际上是想试探一下你到底关不关心他们。另一种则是一定要给我些我不想要的东西,让我感到压力。比如有些土行人会不顾我的感受,强迫塞给我一些食物,而我则想拒绝,就像小孩子面对不喜欢吃的东西把头转开一样。这里的食物于我可能是不合时宜的同情——同情为土之情志。有一次,我的一个土行病人是我一天里的最后一个病人,她对我说:"可怜的,你工作太辛苦了! 都工作了整整一天,还要给我做治疗!"这句话一开始让我觉得非常惊讶,因为我并不觉得累。然后我意识到,她这句话后面的真正意思是:"噢,我太可怜了! 诺娜忙了一天,要是她已经没有精力关注我了可怎么办呀?"这里,我感受到的是一份强塞给我的关心,但其背后隐藏着索取:"我也需要被关心。不管你有多累,请关心关心我吧!"

所以,跟土和火一起时我内心的反应要比跟其他行一起时更强一些。而土之后的金,我基本上不需要因为我内在的不平衡而将自己武装起来,跟金一起我很容易就能看出金能给予我些什么,而不是要从我这里拿走什么。金于我而言是最容易的一行,前提是我能及时地判断出这是一个金并能适当应对。在所有五行之中,金会立即对我的反应是否恰当做出评估,如果我的反应是恰当的,金就会在彼此尊重、全然接受对方的氛围中放松下来。我内心的反应是想往后退,但这种后退和与木一起时的那种后退全然不同。和木一起时是为了避开对方给我的推力而后退,与金一起时的后退则是为了给双方足够的空间,以免在活动时妨碍到对方。土希望我们参与其中,所以我们必须事事插手;金则不同,对金我们必须放手,有时还要完全置身事外,甚至让我们怀疑这个金行病人为什么要来找我们做治疗,因为所有的事情他们都要自己做,只需要我们做很少一点点。但是,很重要的一点是,他们要求我们做的那一点点是非常具体明确的,而我们的反应必须尽可能地完美。

金最害怕的是自己能力不够。在内心深处,金把接受治疗看成是自己无能因而无法解决自己的问题。向他人求助这一行为意味着承认了自己的不完美,这对于事事追求完美的金来说是心头的一大负担,这一点与其他四行非常不同。作为五行针灸师的我们应该认识到金的这一特质,在治疗过程中我们可以更多地让金行病人掌控治疗的进展,这是对金把握自己的道路这一内心需求的应答,治疗师只需轻轻助推一下帮助其保持方向不发生偏离。因而治疗师与金行病人之间的互动往往非常微妙。我因此总是小心翼翼地和金行病人保持一定的距离，给他们比其他几行更多的空间。在很多方面我采取不干涉的态度，让金自己去解决问题，而不是让其觉得治疗师目光灼灼地监视着他的一点一滴。

而水，五行中的最后一行，则与金完全不同。水渴望融入整体，就像冬天里万物都要潜藏到大自然深处一样，水将我们拉向它，在与我们一起的每时每刻都需要我们的关怀和安慰。水这种将人拉向它的特质有点像土，但水的拉力不像土那么集中，而是发散的，是将其周围所有的事物，包括我，拉向其的一种力量。土则很明确地是将我向其拉近，要求我向其提供滋养。但是，在面对水的这一基本需求时，我们可能会觉得不太舒服，因为水主恐，而恐惧让我们不安。所以我跟水在一起时总是会觉得不安，却又不能确切地知道这种不安来自何处。因为水总是将其恐惧和不安隐藏起来，如果其将恐惧表现出来，就会暴露其的脆弱，而这正是水竭力避免的。我的心上上下下，一种不知来自何方的压力让我不得安宁，这与木那种直接冲向我的力量完全不同。很难判断水的压力到底来自何方，仿佛我完全被一种淡淡的焦虑淹没了，被四面八方的浪花推来搡去的。我对水的力量感觉很清晰，因为其会不管不顾地去向其想去的任何地方，就像受了阻挡的激流或雪崩,随时可能冲破任何阻碍奔涌而出。

我通常会有两种反应。一种似乎是想去安抚某个心神不宁的人,我的手向前伸,手掌向下,仿佛想让这种骚动镇定下来。很多人在想平息某种困难的局面时都会用到这个手势,好像在说:"好了好了,别激动,没必要这样。"这是一个安抚、使人镇静的动作。而另一个反应是,我发现自己一直会与病人低语,好像我们俩是一个温柔的二重唱组合,与平时那种你一言我一语、你说完了我再说的对话方式完全不同。我似乎是在回应病人言辞之外的、其声音里所含的恐惧,而不是回应其所说的内容。我就像是平静的伴奏,潜意识里我们双方都觉得这是必需的,因此谈话内容的重要性反而不及我对病人的低语所带来的安慰感。而谈话的内容也远没有病人真正想向我传达的信息重要,那是一种深深的恐惧,我的回应则是向病人保证:一切都会好起来的。

判断五行的另一个指标是我们需要在自己和病人之间留出的身体空间和情感空间。于木,我感觉自己被推开了,因为木要越过我往前去。于火,我们之间的空间是流动的。在火还没有决定如何与我相处之前,它不会让我离它太近;一旦它觉得安全了,就会非常温暖地靠近我。但是,我必须很小心地不让我们靠近的时间长于火想要的,因为虽然火喜欢与人交往的温暖,亲密关系也是让其困扰的一个重要因素，这一点是火所特有的。人际关系是火需要长期深耕的一个领域，因为所有的关系都可能伤到火的心。与木相较，我与火行病人之间的距离需要精细调整，木对于与人的互动或与人的情感空间则没有那么敏感。于土，在身体空间方面我感到更放松一些，因为我会不由自主地被拉向土，当然其独特的复杂性也会随之而来。于金，我得小心不要侵犯到金的空间。于水，我则需要向其靠近，安抚它、使它平静下来，仿佛我的沉静能使动荡的水也平静下来。

上面讲到的所有这些我与各行人相处时的身体空间和情感空间的例子，都是多年累积的经验，然后才逐步将我个人对每一行的情感反应模板充实建立起来。每个人都是独一无二的，因此每个人的反应也不一样，每个人要开发出属于自己的模板。之所以要这么做，是因为自我觉知之于判断病人五行的重要性。实际上，我们的自我觉知有多强，我们对病人五行的判断就有多准。"自觉"在这里有无比的重要性，但是这一点在任何书本里都找不到，包括这本书。因为所有的书本知识都必须经过消化进入到每个人最深的自我，转化为我们对自己的认知，实际上这种自我认知一直存在于我们内心的最深处，只是我们都视而不见。

第九章

对话五行

交信

　　促使我在另一个人面前不由自主地想要往前靠近或是往后躲避的这些五行能量,到底来自一个人内心的何处呢? 到底有些什么从这个人身上倾涌而出(用"倾涌而出"这个词并不过分),对我产生了如此强烈的影响,以致我不由自主地有所行动,有时甚至是违背自我意愿的行动呢? 面对水行人时不自觉的抚慰手势,为了给金行人后退的空间,以及在土的呼唤下给予的关怀拥抱,都是对另一个人心声呼唤的应答,如果不是因为这个人对我产生的影响，我不会这么做。简单地解释说人们是在用这种能量方式表达他们的需求是不够的。作为五行针灸师，我们需要确切地知道那个人的能量到底发生了什么，从而以这种方式来表达需求。因为，如果该种表达是失衡的，就需要找到失衡的根源并评估失衡的程度，如此方能用恰当的治疗来帮助病人解决问题。

可以把五行加之于我的各种压力看成是我与病人的脏腑在进行对话，是一种不同寻常的交谈方式。换个比喻，就像与人共舞，根据舞伴的需要，我们要随时调整自己，有时是微调，有时则是比较大幅度的调整。作为一种治疗方法，五行针灸师需要做更多的调整，而不是要求病人调整，因为我们的目的是观察病人的真实状态，而不是让病人觉得为了满足治疗师的需要而进行自我调整。（不幸的是，不是每个治疗师或者每次治疗都能达到这么高的标准，有时难免使病人不得不进行调整）这曲双人舞里，我有时候让病人领舞我跟随，但当我察觉到病人需要指引和方向时，则会迅速调整自己变为领舞。

随着治疗的进展，病人的五行越来越平衡了，在互动中他们对我的压力也在不断变化，我必须足够敏感和灵活去应对这些变化。如何共同把控两人之间的关系决定了病人下一步的变化，以及最终治疗成功与否，因此我会用这么大的篇幅来讨论治疗师与病人的关系。这个方面需要做的太多，而治疗师们往往做得太少。用针刺穴位只是整个治疗过程的最后一步，真正的治疗从病人走进治疗室的那一刻就开始了。其身心的状态通过五行向我传递出各种信息，然后我再通过自己的五行，运用多年积累下来的经验来解读这些信息。最后，我再用语言和具体的治疗将信息回传给病人。

用针刺病人的穴位是每次治疗的最后一步。然后，我们只需静静地等待。结果会在病人下一次来做治疗时看到——无论是治疗还是生活带来的变化都会在病人身上表现出来，而且还会持续变化进入下一个状态。

五行发出的失衡信号是不断变化的。接受治疗后，五行发出的信号又会改变——希望是逐渐恢复平衡的信号。每次治疗，病人都会有所反应，不仅仅是被治疗的那一行，所有五行都会有反应，因为五行之间是相互传导的。病人有可能完全没变化，这其实也是一种反应，我将之理解为需要改变治疗的方向。也可能是更明显的感官反应，如稍稍不同的肤色，眼睛似乎明亮了些，或者是一丝微笑。针刺入某条经络上的穴位后，会刺激整条经络的经气流通，同时那几个穴位上的健康能量会以更大的力度向内传导，最后会传至与这条经络相对应的脏腑。

针刺穴位时，能量从体表到内部脏腑的传导是即刻的，因为针刺穴位后，整个机体都会做出反应。有一次，一位治疗师在针刺一位病人，我同时在给这位病人把脉，就在针刺穴位的刹那，病人的脉象起了变化。我自己在接受治疗时也感受明显：针刚一刺我火行的穴位，我马上就感受到火喜悦的能量，嘴角不由自主地上扬微笑，因为流经心经和小肠经的健康能量让我的心得到了温暖。如果针刺其他经络上的穴位，或是为了试验穴位的效果而针刺非穴位处，我则不会有此反应。针刺穴位确确实实是有效的！我的切身感受，一次又一次地证明了我所学的理论是有实践基础的。我实实在在地体会到，万物为一，道无所不包，你、我、万事万物均在其中，而每一次将自己所学用于病人的治疗，就是又一次加强了你、我、万物之间的纽带。

非常幸运的是，老天对我们是厚爱的，如果我们判断不准，不是对需要治疗的那一行做治疗，老天并不会惩罚我们，其最多是保持沉默。五行针灸治疗，很少（其实我认为几乎不可能）会让病人的情况恶化，或让病人的感觉更差，最多只会有些暂时的征兆，提示我们对于经气能量的调整出现了方向性的偏差。这种治疗之后，病人可能稍有不适，但只会持续很短的时间，因为病人自身会调整能量的流动，从而纠正偏差。似乎我们体内有某种自动调节机制，防止针灸师偏得太远，从而使病人有一种自我保护能力。就仿佛身体不允许针灸师对其认为正常的能量运行过多干涉，而只允许我们针对那些认为其失衡、需要帮助的能量有较长时间的作用。

实际上，我认为要想将人体内本来平衡的能量给弄失衡了是一件相当不易的事。知道这一点对五行针灸师是大感安慰的，尤其是在怀疑所做的治疗不仅没能帮助恢复平衡，反而可能对原本轻微或严重的失衡又助推了一把的时候。从业之初，我的感觉还不够灵敏，对病人的五行判断既不快也不准确，最初的几次治疗常常是在五行判断不准的情况下实施的，但从来没有一个病人因此而受到伤害或有过任何的抱怨。实际上，通常都是我自己而不是病人对治疗的效果感到不满意，因为病人可能不像我这么不耐烦，因为他们不知道，如果对五行的判断准确的话，治疗对于恢复健康会有多么惊人的效果。

但其中的一个危险点在于，如果治疗不能导致任何改变的话，治疗本身可能陷入某种循环，虽然说不上是恶性循环。这种永无结果的循环，不可能把失衡调整过来，而只会固化失衡。治疗的目标是要帮助病人从失衡的惯性中走出来，通过针刺调整能量，促使其改变，就像对一个长期无助地陷于某个境地的人给予一个强有力的刺激，促其下定决心做出某种改变。而变化，任何变化，都比被困住不能动要好，就像爬轮子的老鼠，可怜的小家伙，不知疲倦地爬啊爬，但永远都不会到达任何地方。

那么,病人应该往哪个方向去呢?最初,任何变化都比不变好,但一旦开始从失衡的状态走出来,病人就需要有一个方向。那么,谁来决定这个方向呢?这就又要回到五行了,回到病人的主导一行。当主导一行逐渐恢复平衡,其就会有能力看到,前方原本就有一条路,只是其在失衡时看不到。在主导一行恢复平衡的过程中,每一次治疗就像是帮助其削去纠结的枝枝杈杈,使前面的路更清晰地显现出来,让病人看到其主导一行尽展潜力的可能性。往往是在这个时候,病人开始跟我说一些令人惊讶的相似的话,诸如"现在我知道我是谁了",或者"我现在知道该往哪里去了",又或者"我现在才觉得我是我自己"。这说明,在我们每个人的内心深处,都有一个声音在告诉我们,我们知道自己是谁,知道自己该往哪里去。但我们需要在红尘的纷繁扰攘中用心去听,用心去看。

这是我工作中最令人安慰,又最令人敬畏的一面——其明明白白地证实了,每个人都有天赋潜能,指引我们回归那个受孕之时就具的"本我",这个"本我"甚至可能在受孕之前就已经存在了,谁知道呢!我常常觉得,能在这个层面与我的病人一起工作真是上天的恩惠,而病人还要为此付费给我!其实应该是我向病人付费才对啊,他们竟然允许我进入到他们内心深处如此神圣的地方！

最令人振奋的一点，莫过于知道只要我们自己愿意，在生命的任何时刻都可以改变。唯一如如不动的似乎就是那个生命核心的本我，其决定了我们是谁，但本我的表现形式取决于其所居住在内的这个身体的无穷变化。从生到死的几十年间，我们的身体时刻都在进行着复杂的新陈代谢，每天都有成千上万个细胞死去，被成千上万个新生的细胞代替。与此同时，那个身体深处的我，也在这无穷的变化中，随着旧细胞的剥落，逐渐显露其真实的面目。

在生命的旅途中，每个人都会遭遇挫折或打击，使得生命的部分或全部无法平顺地更新，导致生命之流受阻。就好像一棵树，在其生长的过程中，遇到了些小小的障碍，导致其原本正常生长的一圈又一圈、十分平滑的年轮出现了一些偏移。这种偏移最开始会以一个小鼓包的形式出现在树干表面，如果越来越严重的话，树干的生长会越来越歪斜，甚至出现畸形。我们身体里的五行围绕那个核心的本我运转循环的流程，与树的这种生长过程十分相似。

第十章

压力下的五行

不容

　　我写此章时正值 2009 年信贷危机的谷底,此前似乎万无一失的一切,一夜之间就动摇了,就仿佛我们脚下的大地经过了一场大地震。以前认为理所当然的一切再也不那么可靠了,我每次走过 Woolworths 超市(译者注:Woolworths 创立于 1909 年,曾是英国最大的连锁超市集团,2008 年 12 月英国 Woolworths 宣告破产结业)紧闭的大门时就会想到这一点,一个百年老店就这样在伦敦的商业街上消失了,我的心中不禁掠过一阵惊慌。不安全感——事态已不在人类的掌控之中，随之而来的是无孔不入的恐惧暗流。这些让我思考：人类的五行面对这样的压力时会如何反应？在这般巨大的压力下，五行能一起协调工作就显得尤其重要。

类似的压力对每个人的影响会有显著的不同，这取决于我们的人生观，以及天性是乐观的还是悲观的、喜欢冒险还是喜欢稳定、对不确定性的恐惧或改变能力，而最根本的就是我们的五行平衡与否，尤其是主导一行的平衡。每当我们处于压力之下，五行就会更明显地现出其真实面貌，因为压力之下的人会比生活安稳舒适的人更容易表现出其真实的个性。压力越大，五行在我们身上的印迹就会越明显。因此，观察每一行对压力的反应是加深我们对每一行了解的一个很好的方法，于我们的诊断大有帮助。

先来看木。大家都知道，木的一个特点是要有秩序，希望事情在一个井井有条的世界里按部就班、各就各位地开展。当秩序受到了威胁，像当前这种状况，就很有可能会让木觉得需要去掌控局面，至少木需要知道有人正在采取措施控制局面。木的情志我们称之为怒，其实是一种强有力往前推进的力量。在现时这种社会局面下，木的这种推进力就会放大，因为这么乱糟糟的世界让其感觉到更大的压力，因而更觉得有必要保持秩序。一个

人的木不够平衡时,就会表现出对生活的方方面面有更
强的控制欲,包括在最微不足道的小事上,而且是以更大
的怒气表现出来。

其表现形式可能是在生活中越来越专断,制定出各
种规矩,不仅自己要执行,而且常常要强加给别人。因此,
其思维和行动就越来越不灵活,与紧绷的怒气相对应的
身体表现就是紧张的肌腱和韧带,及受肌腱和韧带控制
的身体部位。木相信,这种更严格的要求是为了让乱糟
糟的生活重回秩序。

而火的反应则会很不同。火更加灵活,在某些情况
下可能是五行中最灵活的一行,其爱玩爱闹、全然接受生
活的一面会突显出来,享受随压力而来的刺激,因为空气
中的紧张气氛会激发起其年轻的活力。火总能找到幽默
点,其实这是火用来温暖自己和他人之心的一种方式,火
尤其擅长拿可怕的事情取乐。但另一方面,压力也可能
加重火的失衡,使其感到威胁,失去看到生活中阳光一面
的能力。只要还有一点能量,火都会尽量对不安全感表
现得满不在乎;只有当火失去了保持积极乐观的能力的
时候,才会被压倒。

土,火的女儿,在危机时候寻求的不是别人支持的行
动,而是与人抱团取暖的安慰感。土最大的需求是有人
与其分担责任和重担。在压力重重的当前,土需要知道

有人在采取果断的行动，才会放下心来。比较失衡的土，会想尽各种办法，让自己处于人群之中，被人包围着。如果土不觉得孤单，就能够应对；土需要别人的陪伴，可以是任何人，只要这些人不会对其要求太多，不会让土感到他的付出比获得更多。土有一个令人惊讶的能力，就是对其不想看到的事就会视而不见，让自己相信外面的纷纷扰扰不会影响到自己。在所有五行里面，土最需要家的温暖呵护，其会尽最大的努力来保护自己不受外界影响，尽可能长时间地回避现实，不承认外面的世界已经威胁到它所需要的这一切。

金，则不会寻求土所渴望的庇护和安慰，金需要的是空间，能够沉思世事、考虑需要采取何种行动的空间。金的超然使其有另外几行所不具的一种力量，那就是无论处境多么困难，其都可以保持某种程度的超然，所发生的事似乎不会影响到它，仿佛金在其和世事之间挖了一道护城河。金的洞察力使其能够把一些悲惨的、影响深远的事件放在一个更大的背景里去看待，而不像其他行那样，可能立即将自己带入其中。

但同样，如果金处于失衡的状态，能力也会变弱，其在自身和世事之间建造的那道护城河也就会窄很多、浅很多，其他几行都很钦慕的那份超然也就弱许多。其观察到的现实世界里的失败，很可能会加重金原本就以阴为主导的特质，变得更加被动和内向。"郁闷"这个词描述的是我们压力太大时的感觉，郁闷也正是金失衡时的表现——金无法如其希望的那样超然于外，在重压之下变得萎靡。

最后来看水的反应。在五行中，水是最可能在一开始就表现出恐慌的，因为水的情志为恐；但是，只要水足够平衡，其不仅有力量顺流而动、不被逆境压倒，而且还能够逆流而上，在任何环境都生存下来。水的第一反应总是像突然被车灯照到的兔子一样大吃一惊，伴随这种恐慌则会分泌出令其迅速反应的肾上腺素。水首先会尝试逃走，但如果逃不掉的话，其就会战斗，甚至战斗至死。没有比一个困住的水行人更勇敢的战士了。在灾难里最能逃生的莫过于水，因为水会毫不留情地以他人为垫脚石，而这种无情常常又会被伪装起来，以使对手没有机会考虑应对方法。但是，恐慌总是水的第一个反应，因此其可能被恐惧压倒、削弱其求生的能力，失衡的水就可能被淹没甚至溺死。

我在这里描述的，只是各行在危机状况下的反应原型，而不是具体每个人的反应。每个人都五行俱全，而每个人的五行构成比例又各不相同，因此不会有哪个人在压力下表现得与我如上描述的那一行一模一样。原型会被每个人的独特风格调色，表现出来就千姿百态了。但将各行的反应总结出一个模板并用于判断人们的主导一行，还是非常有用的。

另一个有用的工具是在人们容易紧张的场所或处境来观察其五行，如人们聚集在一起的时候，注意观察他们如何互动，比如在城市的上下班高峰、超市收银处排长队的时候等。我还发现看电视比较容易观察一个人的五行，听收音机则是通过声音判断五行的好方法。电视新闻里受访的人，在众人瞩目之下自然会紧张，因而容易表现出其最本真的一面。我们可以看到最真实的伤心父亲、担惊受怕的寻求避难者，或愤怒的邻居。为了保持观众的注意力，采访就得尽可能地简短，因此放映出来的也是最能表现某个情形的片断。这个时候我们能很清楚地看到那一行的鲜明表现，或悲伤，或恐惧，或愤怒的人们，以比平时更强烈的感情来表达其悲伤、恐惧或愤怒。

当然，另一个让人紧张的地方就是我们的治疗室了。我们常常忽略这一点，因为大家都知道要给病人提供一个有爱、有关怀的氛围，尽量避免让病人紧张。治疗室里可能充满了爱和关怀，但这并不意味着病人不会紧张，因为就是在这个房间里，为了尽可能地让病人的五行展现出来而不是隐藏起来，病人必须面对医生一系列、甚至有些让人不舒服的问题。

当病人决定求助,并选择五行针灸师来帮助他们时,就得面对开放自我的恐惧,即使最勇敢的人也可能害怕。五行针灸师的提问,使病人以某种形式打开自己,将自己其实更想隐藏的内心暴露出来,这是治疗的一部分,可以帮助我们做出诊断。必须将最隐秘的思想暴露出来会让病人感到紧张,五行针灸师常常会观察到病人被问题弄得很不舒服。这种情况下,病人的五行会表现得很明显,释放出清晰的五行信号。随着经验的积累,我们逐渐学会如何既让五行表现出来,又不让病人受惊。要把握可以接受的询问和入侵式问话之间的微妙区别。

对五行针灸师来说,治疗室同样会令其紧张,所以我们必须知道自己的主导一行可能会如何影响甚至干预到治疗。我在前面几章里已经探讨过病人和五行针灸师见面时可能产生的种种压力,与病人一样,五行针灸师也可能会感到脆弱、要保护自己,如果不能认识到这一点,针灸师的五行就会在投射在病人身上,造成判断的失误。

显然,还有很多其他的方法来观察判断五行,我们必须一直努力,寻找能够深刻洞察五行的方法。谨记:五行是我们此生不懈的追求,不要怠惰,不要自满。要将千丝万缕联系在一起的五行分条缕析地分解出来,需要极高

第十章　压力下的五行

超的技巧，我们永远不能自负。每天都要锻炼自己的技能，就像网球运动员或马拉松运动员必须每天训练以保持状态。如果认为只有治疗室才是实施治疗的地方，出了治疗室则将五行全然抛在脑后，人就很容易会一天天怠惰下去，停止精进。

第十一章

平衡和失衡之间的那条线

天枢

　　把每一行的基本特点总结出来是比较容易的。火的声音是笑声，土的颜色是黄色，这一点也没错。不幸的是，人不是只由一行构成，而是五行俱全，且每个人的五行比例各不相同，各行之间又相互影响，构成了独一无二的每个人。因此，我们永远也没有机会看到纯粹的某一行，看到的总是带了些许其他色彩的某一行，这就使得主导一行的判断不那么容易。我们需要一切有助于五行诊断的方法，因为五行诊断永无尽头，需要不断探索。当我们刚刚觉得自己掌握了某个方面的诊断,比如能够区别出火的笑声和土的吟唱声,就会遇到一个病人来挑战我们,明明是一个火行人,却没有火应有的那种声音。我们只好承认,自己对于五行的理解还要继续深入,因为针灸师的五行也会在诊断中扮演一个角色,所以每个人提取到的信息都是不一样的。

　　向大自然学习五行是一个很好的方法,因为大自然简单、直接地展现出五行本真的面貌。我想,当提到春天或秋天,每个人都会很清晰地想到树上的嫩芽或是五彩的树叶。当然,每一行人都会有大自然那一行的特点,但是五行在人身上的表现就没有那么简单清晰了。春天,木的生机展现为一颗一颗迸出的芽苞,而生出芽苞的种子、芽苞成长后将绽放出的鲜花、结出的果实以及最后凋零的树叶则不会同时出现在春天,只会出现在与之相应的季节。而一个木行人却不会只有嫩芽,在人身上,木的芽苞总是与种子、鲜花、果实以及凋零的树叶同时存在,因为我们的脏腑各有对应的五行,因此每一行都必须时时工作以保证身体的正常运转。我们体内的水、火、土、金可能不会在春天里起主导作用,但也不会像在大自然里那样消失不见或停止工作。因为每一行在木行人的身体里都有各自的分工,因而各有显现,它们的颜色叠加在木的绿色上,让木本来的绿发生了变化,变得模糊。这就好比一根树枝上既有春天的嫩芽,又有盛开的繁花,还结着累累的果实,即将凋零的秋叶也同时在枝头尽展其美丽斑斓。

因此,向大自然学习五行,以帮助我们对主导一行的诊断是有用的、必要的,但又是远远不够的。人类可比树复杂多了! 剖开一棵树,可以看到树的结构非常简单。但是解剖一个人,我们会看到一层又一层复杂的结构,人体的每个部分又各有功能,因而又反过来影响人体的结构,用五行的语言来说,每个部分都会在底板的本来颜色上再加上一抹属于自己的色彩。

我们的五脏六腑与五行各有对应,相互协调工作,而核心就是每个人的护持一行。为了从相生相克的五行能量共同描绘出的复杂画面里找出那个独特的印迹,需要根据其重要程度将每一行分级,这正是最困难的地方。例如,我们是不是常会把水为了掩饰内心恐惧而发出的笑声当成了火的声音? 或是把金行人泛黄的肤色当成了其为土的证据? 依次对五行诊断的四个要素进行评估,尝试根据重要程度对其分级并进行比较,最后各个方面必须一致指向某一行。

还需要评估哪一行的表现是平衡的而哪一行是失衡的。这其实是一个非常微妙的问题:从身心健康的角度,到底什么是平衡、什么是失衡呢?正如一句老话所说,"汝之蜜糖,彼之砒霜",一切都是相对的,一个人平衡的表现在另一个人身上则可能是失衡。我在我的另一本书《灵魂守护者》里曾提到,每个人都是不完整的,如果我们的主导一行遇到了困难,不需要也不应该视其为严重的问题,或是一个负担、一种烦恼,只想尽快解决然后将其抛诸脑后,而更应该把其看作个人螺旋式成长过程中不可缺少的一个阶段,使我们有机会不断成长进步。在我有生之年,我会一直为这个观点鼓与呼,若非如此,人类为什么要不断进化得越来越复杂呢?现在一个六岁的小孩子几分钟就可以学会使用电脑和手机,而我一个七十多岁的老太太,费老鼻子劲了还是学不会!人类的大脑如此不断地进化着,相信很快就可以发明出机器人来完成许多现在由人来做的工作,而人类则会有时间来进行更富创造性的活动。

既然长时间的平衡既不可能也不利于人类的发展,那么评估通过治疗给某一行多少扶持就是一件非常主观的事了。做评估的时候,必须将一个因素考虑其中:所有人、所有事都在不断发展变化中,用我的话来说,是在经过人生或事情的不同阶段。我们的身体在这方面的表现非常明显,因此很奇怪对这一点怎么会有这么多怀疑，相信西医的某次抽血样本或组织活检结果与几分钟之后的身体状况是一样的也就罢了，但怎么可能几周以后身体的状况仍会丝毫不变呢？因此，平衡和失衡之间的那道线也总是在变的，没有一条确定不变的线。在判定某一行到底是平衡还是失衡之前必须考虑许多因素。比如，一个人脸发红，所以判断其火失衡了，但实际情况却可能是这个人高兴得脸红。

气血是不断流动的，这是针灸的一个基本概念。因此我们相信每次治疗都会引起某些变化，而且会持续变化。这与西医的概念恰恰相反，西医会为治疗设一个固定的目标，比如降血压或消除头疼。我们认为，这种静态方法没有将时间因素考虑在内——时间本身带来的变化使得今天效果很好的一次治疗放在明天可能就完全不合适或全然无效了。因此，天天吃同样的药，或者总是针刺同样的穴位，与我们所理解的气血流动变化以及起伏的生活压力是不相应的。

一个人平衡与否同样是一个变化发展的过程。每个病人对治疗的反应都不同，每次治疗都应该根据病人的反应进行调整，所以做一个五行针灸师是相当不易的。即便到了现在，做了几十年的五行针灸师，这种高度的灵活和没有任何固定章法可循仍然是我必须面对的一个挑

第十一章 平衡和失衡之间的那条线

战。我有时候会想，要是我能在病人来之前就"知道"那天要给他／她做什么样的治疗就好了，这样就不用非得等到见到了病人，根据病人的表现、我的感觉，才能决定那天要怎么做治疗。所以，如果你的内心不够强大，五行针灸师这个职业恐怕不适合你！

第十二章

命运之流

幽门

　　我真的总能帮到人吗？这个我经常会问自己的问题，其实是有关针灸到底能在多大程度上阻止疾病的发展、死亡的来临，是关于我手上那根银针作用的极限之所在。至少从理论上，我看不到有什么极限，但现实却展示出不同的风景，我对针灸根深蒂固的信念从方方面面遭到挑战，这不仅仅是对我个人技术的挑战。如果我们承认健康源于人体能量气血系统正常的运行，那么疾病则是这个系统出现故障导致的，要从疾病态回到健康态，

除非身体能够自我修复,否则就需要进行前面章节里讲
到的人为干预。当然干预方法各种各样,不只针灸一法。
健康不能恢复的因素很多,其中最重要的一个就是人的
寿命长短,而这也正是最神秘和无法确知的一点:为什么
这个人的寿命跟那个人的寿命会有那么大的差别呢?例
如,我上周就亲眼看到,一个人好好地在乡间道路上悠闲
平静地开着车,一棵被暴风雨蹂躏过的大树,就在这辆车
驶过的一刹那突然倾倒、重重砸在车上,将最后一口生命
的气息从其胸腔里压出来,死亡仿佛只是骰子随机一掷
的结果。而另一些人,则在经历了生活的千辛万苦之后,
能得百岁之寿。

有些人 20 岁出头就死去了,另一些人则能活过 80
岁,这似乎只是运气好坏的不同,仿佛我们的生命只是随
机的。但是,虽然没有任何证据,以我对宇宙的理解,我
更愿意相信,运气在这里并不是主要因素,每个人的寿命
之所以不同,背后有其更深的原因和意义。每每看到那
些或是生而不幸,或是必须面对生活突如其来的变故和
磨难,或是因疾病或事故生命被提前终止的人,这个想法
就更强烈,因为这些人身上往往会散发出一种光晕。光
晕这个词用在这里并不过分,这是来自某个更深远的超
凡之界的光晕,仿佛这些人被一只仁慈之手轻轻触过,因
而有机会比那些生活平顺的人更深地体验到与万物之源

的联结。

当然，也有些人因生活的艰难而变得幽怨愤恨，但这其实是人类面对的另一个悖论：由于看问题的角度不同，同一件事既可被看成是祝福，也可被看成是诅咒。我一直认为，那些无论命运给予的生活多么艰辛都坦然受之的人，是来向我们言传身教些什么的。有可能只是简单地教给我们要接受，接受残酷的命运；也可能是告诉我们，要在一个更宏大深远的背景下看事情。

从这个角度来看，我们必须问自己：我们真的能阻止命运之流吗？如果每个人都必须经历自己的生活、承担自己的苦难，我作为一个针灸师又怎能挑战命运之手，又能挑战到什么程度呢？这个问题从我扎下第一根针时就一直萦绕心怀，直到今天也不能说有了多么清楚的回答。要说回答的话，只有简单的一点：我会尽自己最大的努力帮助恢复健康和平衡，有些病人（并不是所有病人）的生命因此得以延长；但如果我的治疗确实不能延长病人的生命，我已学会了接受，而且并不一定是悲哀地接受，因为我面对的是超过自己能力的更高的力量。之所以说我并不因此而心怀悲哀，是因为随着年龄越来越长，我已经对这个问题有了自己的看法，那就是死亡在生命中自有其位置，因此死亡并不总是令人恐惧的。

我因此不再对病人的死亡感到害怕。最初我是极其害怕的,因为这证明了我在技术上的全然失败,说明我认为能够重焕生机的针灸遇到了不可逾越的障碍。在最初的那些岁月里,我的信念因此而动摇,并陷入了自我怀疑和迷茫之中。在经历了生活更多的洗礼、灵魂经过了反复的挣扎后,我现在看问题的角度更宽广,看事情也不一样了。我不再把自己的工作看成是与致病力量的角斗,而更是一种温和的鼓励,帮助病人从失衡的状态恢复平衡;如果恢复健康不再是我辈所能掌握的,那么我们就是走向死亡路上那个温柔的陪伴。如果死亡已经注定,我们无法与死神较劲。当死亡之门打开的时候,我们可以陪伴病人,帮助他们安详地走过。但无论怎么做,也不可能扭转死亡的必然,我们能做的是帮助他们在走向死亡的路上更轻松些,采一些花朵,修复一段关系或是享受一些乐趣。如果有病人想要的,如果我们能敏锐地觉察到病人的需要并且有能力做到,那么这些就是我们能帮到病人的。

只有作为治疗师的我们接受这一点:为了维持生命可做的努力是有极限的,病人才可能更好地面对死亡。这个极限因人而异,我们的责任不是去定义这个极限,而是去认识这个极限及其真正的意义。陪伴病人在这条常常是黑暗、忧虑丛生的路上走向死亡时,不要害怕。陪伴病人走完生命的最后一程,让我对生命的奥秘有了更多的思考,改变了我对人生之看法,进而改变了我对待病人的病情及问题的态度。正是死亡让我将人们的困顿和恐惧放在一个更大的背景里去看待,因而更深刻地了解到失衡可能导致生命走向某种极端。看过了生命神秘的结束,以及为生所做的努力和挣扎后,再看那些病情并不如此严重的病人时,眼光就会与从前不同,语调就会温柔许多。我希望,这会有助于治疗师和病人自己把他们的痛苦放在一个更大的背景里做更恰当的评估。

每个人在生命中都会经历痛苦,痛苦时就会想去搞明白到底发生了什么,想知道生命的意义和价值。"我生命的意义何在?""我到底做了什么,生活要这样对我?"或者,"为什么这样的事会发生在我身上?"诸如此类的问题,我被迫去寻找答案,因为我的病人们常常会把生活中的忧虑和不快带到治疗室来,我需要为这些苦痛找到原因。

多年前,我很惊奇地读到过一篇文章,当时的英国皇家天文学家认为现代物理学的发展或许可以说明宇宙就是为了人类的存在而创造的。这与通常认为的人类只是浩瀚宇宙中微不足道的存在一说完全相反,将人类置于宇宙的中心,使人类具有一种我们从未想过的重要性。人类逐步进化到今天这样复杂精巧的构造也就不再完全是偶然——在无限广阔的时间和空间中,无数个难以想

第十二章 命运之流

象的错综复杂的微小事件同时发生,目的只有一个:创造
适合生命出现的条件。即使是最顽固的科学家,也不能
把这种可能性完全归为胡思乱想,一定是某种有计划的
组织才使得原始的黏液一步一步进化成人类生命的高级
形式最终成为现实。

这是令人赞叹的想法,胆小怯懦之人却承担不起,
因为将人类置于万物中心的同时也将相应的责任重担放
在了人类的肩头,人类被赋予了深远而极具挑战的使命。
我一方面觉得这种想法可能是荒诞的,人类可能确实只
是机会的产物,是某种不可知力量心血来潮的结果,很可
能随时被这种力量消灭,就像小小的昆虫被人类毫无知
觉地在脚下踩扁。但另一方面,自己的生命不只是一个
偶然,而是有着某种特殊使命的想法又使我有一种深深
的满足感。我不知道这是不是自己的一厢情愿,但无疑,
有意义的生命比全无意义的生命更令人欣慰。所以,我
在这里写下的文字都是基于这个可能并非真实的事实
(或者说这是一个希望),那就是:承载着人类的宇宙是有
方向的,每个人的生命都有方向,每个人此生的任务不仅
仅是努力弄明白这个方向,更要找到其中的意义。

我正是试图以此来了解人类的痛苦的。毫无疑问的
是,众生之中唯有人类除了身体的痛苦还有我称之为的
"生存之痛"。人类有内在的生命,也就是灵魂,其他物种

则都不具有灵魂，至少在人类看来是这样，除了那些进化程度较高的物种。无论把人类的使命看成是人类独具的，还是比其他进化程度较低的动物们更复杂一些的生命道路，不能否定的是，正是这一生命的额外维度使得抽象思维和深层的情感表达成为可能。有了这种深层的情感，人类才有了痛苦、忧虑和不满。在我们努力去理解为什么会这样或那样的背后，正是人类生命的奥秘，在理解生命的过程中，我们也学会了与生命赐予我们的不幸或欢欣和谐共存。

如此看来，仿佛一只不可见的手把牌洗了洗并发给了我们，是我们完全不能选择甚至不能理解的牌，甚至是令人困惑的一手牌。例如，为什么有的人一生顺利、生活安乐幸福，没有太大的起伏？而另一些人则必须面对一个又一个的波折？这其中有什么意义吗？如果没有，我们该如何面对变幻莫测的命运呢？如果有，我们该从中学到些什么以使我们的生活更具创造性而不是更痛苦呢？

也许可以这么想，人生的核心任务正是我们命运中不可知的那一部分。人生的意义也许就在于我们有机会去不断寻找人生真正的意义。有人会说这只是虚构，所谓的意义都只是想象的产物，以回答我们内心深处的疑问：为什么一个人的生命中会在彼时彼地以彼种方式发生了那些事呢？再说谁又知道这些回答对还是不对呢？但是，要让我把这一切都归结于偶然实在是太难了，那会让我觉得自己不得不全力参与的生命中的许多事情原来只是交由一个垃圾桶在管啊！内心深处，我总是需要为自己经历的一切找到意义，需要对发生在我身上和周围的事情进行解读，以加深我对所发生的一切的理解。

那些相信人类是由一个更高的存在所控制的人可能很难理解我的这些想法，因为他们的信仰使得他们把思考人生不同命运之意义这样的难题都交给了那个更高的力量。我却很难把人生的困惑这样打发了之，因而不得不用自己的方式去寻找答案。

之所以专门谈到这个问题，是因为最近一连串的事情使我不得不再次审视悲惨事件在人生之路上扮演的角色。我的三个熟人分别遭到了命运无情的打击，其中一个人的一位年轻朋友被发现已经到了癌症晚期；另一个人的家庭情况本来就很艰难，最近又突然失去了一位亲人；而第三位则是突然得知她的一个孩子的婚姻极其不幸。我见证了这三件不同的事，还必须做出适当的反应，以向他们提供力所能及的帮助和理解。我发现这其中最困难的就是判断在不同的情况下怎样做才是恰当的反应，才不会让那些已遭不幸的人雪上加霜。没有人完全清楚那些身处不幸的人需要我们对他们的不幸做出怎样的反应。

还有，如何才能不把我们自己的感受强加给对方呢？我们见证的事情越痛苦，就越可能让我们联想起自己过往生命中的一些经历，导致我们感知力的扭曲，将自己的影子投射其中，从而做出不恰当的反应。由于自己的过往而不能敏感地对他人的痛苦做出反应是很常见的，即使是最平衡的人也很难在做出反应时完全避免将自己曾经的伤痛带入其中。

当我的病人，遭受了命运的重击，向我提出那个常常被问到的问题"为什么是我"时，我会说，我们永远也不会知道这个问题的答案，追问原因只是浪费时间。我们应该接受命运的安排，并完成命运交给我们的任务。细细回想的话，我们过去的所作所为与今天的结果有一定的关系，但很难完全明了为什么我们被命运给予这样沉重的负担。将全部的责任都揽在自己身上容易产生深深的负罪感，如果确实做了错事，那这样的惩罚是应得的；可是，那些看来纯粹是命运使然而不得不背负的重担又该如何解释呢？

我的一个印度朋友曾经疑惑地问我："为什么你们西方人总是希望开心幸福呢？我们只是接受生活就好了。"这种生活态度其实有许多值得我们钦佩和学习的地方。但是，如何才能既接受生活的安排又不会因此而变得被动消极呢？在这里，一定是更需要奋勇向前的精神而不仅仅是宿命的接受，如果人生确有目标的话，我们必须做出积极的反应。于我而言，人类生存的最深层面应该代表着某种努力，是为了让事情向更有成果的方向发展而做出尝试，是用积极、主动的态度对待生命中的惨痛经历，使原本因此可能垮掉的生活成为人生的一次突破，将生命航船之舵掌握在自己手中，使生命升华到一个全新的境界。所以，同样一件事，取决于我们自己的态度，既可能使我们成长进步，也可能陷在过去不能自拔。

每个人平稳的生活都可能被不幸的事件打断，可以假定这些事件让人们受到的磨难都是有原因的。我们被生活逼迫着重新审视自我，看问题的眼界因而发生变化。这种变化越深刻，我们内在的成长就越巨大。就仿佛经受了令人痛苦的电击，但因痛苦而格外清醒。

基于此，我想以我几年前写的一篇关于一个年轻病人的死亡的文章结束此书。这个病人的死亡并没有如我预期的那样仅仅只是我经历的一件悲惨的事情，它改变了我对生活的理解，让我对生命和死亡有了更深的思考，并进而将这些思考融入到了我此后对于病人的治疗中。

后记

超越死亡

魄户

　　玛蒂娜是我的一个非常年轻的病人，癌症晚期，最多再活一年。

　　若是一生完整地走过了生、长、壮、老、已每个阶段，晚年迎来死亡再正常不过了，因为有那么多的时间为死亡做准备呢！可是，年纪轻轻就必须早早面对死亡是什么感觉？除非是因为疾病或灾难，有几个人会在人生的盛年思考死亡的问题呢？像玛蒂娜这样，原本最美的年华却不得不面对死亡，死亡就成了一道不可逾越的障碍。

本以为理所当然的未来,被命运撕成了碎片,胸中因而满是悲愤怨恨,这一点也不奇怪。但是,正如一位东方哲人所说:"人终究都是要死的,只不过是早死、晚死的区别。"

面对早来的死亡,没有人能无动于衷。诧异于生命可以突然消失,我们开始重新审视时间这个概念。死亡让我们第一次直面那些有关生命意义的问题。看过了死亡,再看每一件事都带上了无常的色彩,曾经显得悠长的时间似乎没有那么长,也许我们应该多去求索一下什么是永恒。但于玛蒂娜,已经没有太多的时间去求索了,在死亡的逼视下,极端情绪如洪水一般爆发出来。死亡逼迫我们直面一切冲突,尤其是家庭关系——我们生命的核心,涵括了生活的方方面面。死亡的来临意味着一切即将消失,包括家庭。

玛蒂娜与母亲的关系一直不好,她认为母亲控制欲太强、令她窒息。知道自己活不了多久了,玛蒂娜对母亲的恼恨越来越深,她拒绝母亲的探视,母亲寄给她的所有信件也都原封不动地扔在一边。在这件事上我原本可以保持中立,但是我们俩的关系是所有关系中最严肃的那一种,那就是共同面对死亡。最初,我们一起努力与病魔搏斗;当意识到死亡不可避免,我清楚地知道玛蒂娜不仅需要我帮助她的身体,更迫切地需要我指引她的精神,尤其是死神越来越近时。

在她生命的最后一年，我一直在给她做治疗，有很多次我直截了当地告诉她：你太任性了，只想到自己的怨恨，却看不到自己给家人带来的痛苦。生病就可以为所欲为吗？我知道她离死亡已经越来越近，这个问题不解决，她走之后她的家人将一直生活在痛苦和负疚之中。我认为世上的每个人都有责任让这个世界变得更好一点——你觉得你的行为让这个世界变得更好了吗？我问她。

她很生气，让我不要教训她，生活于她已经太过沉重和艰难。我回去以后问自己：在她生命的最后阶段，我这么逼她对吗？要是我把事情搞得更糟了怎么办？没过多久，她姐姐打电话告诉我，在那次谈话的第二天，玛蒂娜打电话让她妈妈去看她了。她亲了妈妈，告诉妈妈她一直是自己在这个世上最爱的人。三天后，玛蒂娜去世了。

整个过程，我这个五行针灸师还充当着心理顾问的角色，帮助玛蒂娜安详地迎接死亡。也许我对她说过的那些话最终促成了她与母亲的合好，但却是此前的针灸治疗为她的转变打下了基础。针灸师和心理顾问的双重角色向我们提出了一个问题：治疗的目的到底是什么？在西医主导的文化里，医药的目的几乎纯粹就是解决身体的症状。在病情并不严重的情况下，以解决身体症状为目的是可以的，但如果病情严重，无论怎么努力，症状得到解除甚至改善的可能性都很低，那是否就一定意味着治疗失败·了呢？或是治疗应该还另有目的？

五行针灸师都知道人的生命是由身、意、神三个层面构成的。最外面是能够触到和看到的身体，再往里是既触不到也看不到的意识，是处于身和心之间的大脑思维。而最深层的，则是我们的（精）神，神藏得如此之深，以至于许多西方人怀疑其是否存在。但是，神毫无疑问是存在的，因为我们每个人都知道"精神饱满"和"神气沮丧"是什么意思。

一旦身体的损伤无法修复，任何治疗都只能是减轻痛苦。但直到死神到来的那一刻，无论何时开始对"意"，尤其是对更深层的"神"进行治疗都是不晚的。重病患者尤其如此，虽然身体在逐渐衰竭，内在的神在很大程度上是独立的，因其由一种完全不同的能量所滋养。意和神不受制于身，可以比身体在广得多的世界里遨游，对意和神的扶持没有边界。在更高的层面上，意，最终则是神，引领生命的方向，大脑能使我们理解为什么会得病，而神则让我们最终与生命的奥秘合一。

对于病情严重，濒临死亡的病人，我的工作就是帮助他们完成人生的升华，从心心念念地想着这个身体，到相信生命有更深更高的层次，生命确是可以永恒的。

五行针灸认为人由五行组成，而每个人都与其中的一行有特殊的关系。五行平衡与否决定了我们健康与否，但每个人都有格外重要的一行，我将其称为护持一行。要格外关注护持一行，其决定了我们生命的高度和强度。而每一行又各有长短、各有所求。

玛蒂娜的护持一行是火。火主人际关系，爱与喜悦、温暖与笑声是火的特点，对应的器官为心脏。玛蒂娜一生都为负面的人际关系所困，正常的火是敞开心扉、与人愉快相处的，而玛蒂娜则拒绝与任何人联结，尤其是与家人。但是，她显然无法抗拒亲情的力量，直到生病才重新回归家庭。生病确是不幸的，但于玛蒂娜，仿佛一只无形的手借生病帮助她实现了原谅和救赎。

治疗只让她的身体得到些许喘息，但对心神的作用十分明显。每次治疗后，甚至她临死前的那一次治疗，她都会说："我现在感觉特别好。"而且，尽管肿瘤扩散，一直到死她都不需要用止痛药，她甚至责备自己不该吃止吐药。小小的银针触碰到她的灵魂，渐渐地，她眼中那种在将死之人眼里常常看到的空洞绝望——对未知世界的恐惧，被安宁所代替，她的灵魂安详自在。

只有亲眼见过治疗前后病人的这种变化，才会真正相信这一切。玛蒂娜表现出的令人惊异的精神力量，她的家人和我看到了，临终关怀医院的工作人员也看到了。

玛蒂娜去世后，她姐姐对我说："你怎么知道她遭受的这一切痛苦磨难都是有意义的呢？也许你不过是在骗自己吧!"也许是吧。但是,就在她离世前的那一刻,我们都强烈地感觉到了,玛蒂娜身上某种不可见的精神,充满了医院那间小小的屋子,那萎缩的肉体不过是一个躯壳,她的灵魂破壳而出,去往了不知何方。

除了玛蒂娜自己,没有人真正知道所有这一切和死亡于她的目的是什么。我们能够看到的是,死亡使她直面了一直以来所逃避的,经过深刻的反省,她最终原谅了亲人。死亡使我们有勇气面对任何事,我因此相信,每个人的死亡都是有目的的,每个人都应该解决掉生活的问题后再离开这个世界。

死亡不仅对玛蒂娜是有意义的,也对每一个亲历了她的死亡的人有特殊的意义。没有一个亲历了他人死亡的人会无动于衷,死亡越悲惨,震动越大,也只有亲历了死亡的人才知道这其中的意义。于我而言,此前我很难理解和接受为什么一个如此年轻的生命要早早逝去,而玛蒂娜之后,我开始用全新的眼光看待死亡。

如玛蒂娜这般,在与死神的斗争中,灵魂变得强大,死亡没有将其碾碎,却助其成长。那些被挑中,年经轻轻就死去的人,应该都有一个强大的灵魂吧!

本文曾发表在《中医学》1994 年冬季刊,征得美国马里兰州综合健康大学(前身为 Tai Sophia 学院)的同意后收入本书内出版。

图书在版编目（CIP）数据

五行针灸的治疗模式 /（英）诺娜·弗兰格林著；杨琳译 .
—北京：中国中医药出版社，2017.10（2020.9 重印）

ISBN 978 - 7 - 5132 - 4284 - 4

Ⅰ.①五… Ⅱ.①诺… ②杨… Ⅲ.①针灸疗法 Ⅳ.①R245

中国版本图书馆 CIP 数据核字（2017）第 132531 号

歌龙出版社（Singing Dragon, Jessica Kingsley Publishers）2015 年
在英国和美国出版
出版社地址：73 Collier Street, London, N1 9BE, UK
出版社网址：www.jkp.com

中国中医药出版社出版
北京经济技术开发区科创十三街 31 号院二区 8 号楼
邮政编码　100176
传真　010-64405750
廊坊市祥丰印刷有限公司印刷
各地新华书店经销

开本 710×1000　1/16　印张 7.5 字数 63 千字
2017 年 10 月第 1 版　2020 年 9 月第 3 次印刷
书号　ISBN 978 - 7 - 5132 - 4284 - 4

定价　38.00 元
网址　www.cptcm.com

社 长 热 线　010-64405720
购 书 热 线　010-89535836
维 权 打 假　010-64405753

微信服务号　zgzyycbs
微商城网址　https://kdt.im/LIdUGr
官 方 微 博　http://e.weibo.com/cptcm
天猫旗舰店网址　https://zgzyycbs.tmall.com

如有印装质量问题请与本社出版部联系（010 64405510）